“十二五”职业教育国家规划教材
经全国职业教育教材审定委员会审定
全国卫生高等职业教育规划教材辅导教材

供临床医学类专业用

传染病学学习指导

第4版

主　编　徐小元　段钟平

主　审　王勤环　郭雁宾

副主编　陈志海　赵龙凤　于岩岩　蔺小红

编　委　（按姓名汉语拼音排序）

陈　煜（首都医科大学）
陈志海（首都医科大学）
段钟平（首都医科大学）
贺蕊霞（乌兰察布医学高等专科学校）
蔺小红（北京大学医学部）
刘耀敏（承德医学院）
卢联合（首都医科大学）
陆海英（北京大学医学部）
石晓峰（菏泽医学专科学校）
王勤英（山西医科大学）
王占国（河北大学医学部）
乌　云（内蒙古医科大学）
徐京杭（北京大学医学部）
徐小元（北京大学医学部）
杨　慧（山西医科大学）
于岩岩（北京大学医学部）
张建华（承德医学院）
赵龙凤（山西医科大学）

北京大学医学出版社

CHUANRANBINGXUE XUEXI ZHIDAO

传染病学学习指导/徐小元，段钟平主编．—4 版．
—北京：北京大学医学出版社，2016．1
ISBN 978-7-5659-1294-8

Ⅰ．①传…　Ⅱ．①徐…　②段…　Ⅲ．①传染病—高等
学校—教学参考资料　Ⅳ．①R51

中国版本图书馆 CIP 数据核字（2015）第 308876 号

传染病学学习指导（第 4 版）

主　　编：徐小元　段钟平
出版发行：北京大学医学出版社
地　　址：（100191）北京市海淀区学院路 38 号　北京大学医学部院内
电　　话：发行部：010-82802230；图书邮购：010-82802495
网　　址：http：//www. pumpress. com. cn
E - mail：booksale@bjmu. edu. cn
印　　刷：北京瑞达方舟印务有限公司
经　　销：新华书店
责任编辑：刘　燕　　**责任校对**：金彤文　　**责任印制**：李　啸
开　　本：787mm×1092mm　1/16　　**印张**：12.25　　**字数**：292 千字
版　　次：2002 年 8 月第 1 版　2016 年 1 月第 4 版　2016 年 1 月第 1 次印刷
书　　号：ISBN 978-7-5659-1294-8
定　　价：27.00 元

全国卫生高等职业教育规划教材辅导教材编写说明

本套学习指导是全国卫生高等职业教育规划教材的配套辅导教材。编写目的是便于学生理解和掌握主教材知识，提高实训实践能力，可作为相应课程的学习辅助用书、专升本考试复习资料、国家执业助理医师及护士执业资格考试的备考用书。

学习指导按照相应主教材章节顺序编排，每章（节）均包含测试题、参考答案。其中测试题涵盖教材主要知识点，同时紧扣执业助理医师、护士执业资格考试大纲，力求贴近执业资格考试的题型及试题比例。参考答案提供答题要点及思路，旨在提高学生的自主学习和自查自测能力。

书后附两套模拟试卷及参考答案。试题兼顾各章重点内容，题型覆盖日常考查、考试的常见题型，以及专升本考试、执业资格考试题型，便于学生自我检验学习效果，熟悉考试题型，明确考核的具体要求。

第4版前言

本书是与全国卫生高等职业教育规划教材《传染病学》（第 4 版）配套使用的学习指导，与第 4 版《传染病学》相关的内容由同一批专家编写。本版对第 3 版进行了部分增减和修订，删除了“重点内容及难点解析”等部分，增加了 A3/A4、B1 型选择题等内容，每部分均有参考答案，以增强读者的学习效果。全书力求做到内容新颖、实用、简明，并适用于医学高等职业教育学校大专层次的医学生考前复习用书和教师参考用书。

由于传染病学科知识飞速发展，编写人员水平有限，难免有错漏，恳请读者赐教。

徐小元　段钟平

目录

第一章 总 论

测试题

一、填空题

1. 传染病的基本特征是________、________、__________以及__________。

2. 传染病的诊断至少需要__________、__________以及____________三方面的资料。

3. 传染病的感染过程有五种表现，为__________、__________、____________、____________和____________，其中最常见的是____________。

4. 我国目前法定的传染病有____类______种，其中甲类传染病有______、______，乙类传染病中的______、____________和____________应按甲类传染病报告。

5. 传染病常见的症状与体征是____________、____________、____________及____________。

6. 传染病发生和流行的基本条件是____________、________和______。

7. 影响传染病流行的因素是__________和________。

8. 传染源包括____________、__________、______和____________。

9. 皮疹分四种，分别为______、____________、________和______。

10. 常见的热型有______、________、______、________和______。

二、名词解释

1. 隐性感染　　2. 机会性感染　　3. 潜伏期
4. 感染后免疫　　5. 再燃　　6. 传染源
7. 传播途径　　8. 潜伏性感染　　9. 复发

三、选择题

A1 型题

1. 传染过程中的五种表现对大多数传染病来说，哪种类型出现率最高
   A. 病原体被消灭或排出体外
   B. 隐性感染
   C. 显性感染
   D. 病原携带状态
   E. 潜伏性感染

2. 对于消化道传染病起主导作用的预防措施是
   A. 隔离、治疗患者
   B. 发现、治疗带菌者
   C. 切断传播途径
   D. 预防接种
   E. 接触者预防服药

3. 确定某种传染病的检疫期限是根据该病的
   A. 最短潜伏期
   B. 平均潜伏期
   C. 最长潜伏期

D. 传染期
E. 前驱期

4. 关于传染的概念哪项是错误的
A. 隐性感染是大多数传染病最常见的表现
B. 感染后是否发病主要取决于病原体的毒力与数量
C. 感染后是否发病主要取决于人体的抗病能力
D. 传染过程具备病原体、人体及环境三因素
E. 感染后不一定都有传染病发作

5. 传染病的基本特征是
A. 具有病原体、传染性、季节性、地区性
B. 具有病原体、传染性、流行病特征、感染后免疫
C. 具有病原体、传染性、流行性、地区性
D. 具有病原体、传染性、流行性、病程阶段性
E. 具有潜伏期、前驱期、症状明显期、恢复期

6. 下列说法错误的是
A. 感染性疾病不一定都有传染性
B. 有些传染病患者并不是传染源
C. 传染病患者都是传染源
D. 有传染性的疾病才称为传染病
E. 大多数病原体与人体宿主之间是不适应的

7. 感染的含义是
A. 人体被病原体侵入
B. 病原体侵入人体的过程
C. 病原体对人体的寄生过程
D. 病原体通过传播媒介进入人体
E. 人体抵抗力下降而被病原体入侵

8. 病原体侵入人体后先起作用的非特异性免疫因素是
A. 白细胞介素
B. 吞噬细胞
C. 致敏 T 淋巴细胞
D. 干扰素
E. 肿瘤坏死因子

9. 在感染过程中，血液中最先出现的是
A. 特异性 IgM 抗体
B. 特异性 IgG 抗体
C. 特异性 IgA 抗体
D. 特异性 IgD 抗体
E. 特异性 IgE 抗体

10. 在我国新修订的《中华人民共和国传染病防治法》中，以下属于甲类传染病的是
A. 人感染高致病性禽流感
B. 艾滋病
C. 严重急性呼吸综合征
D. 狂犬病
E. 鼠疫

11. 哪种乙类传染病必须采取甲类传染病的预防、控制措施
A. 病毒性肝炎
B. 细菌性痢疾
C. 肾综合征出血热
D. 流行性脑脊髓膜炎
E. 肺炭疽

A2 型题

患者，男，37 岁，农民，近日有不洁饮食史，近 2 天出现腹痛、腹泻和食欲不振。大便每天 20～30 次，呈黄色稀水样便，量较多。有恶心、呕吐，呕吐物为胃内容，无里急后重。查体：体温 37.5℃，明显脱水征，腹部无压痛及反跳痛，肠鸣音亢进。血常规：白细胞 9.7×10^{9}/L，中性粒细胞 56%，淋巴细胞 35%，红细胞 4.9×10^{12}/L，血红蛋白 150g/L。大便镜检：白细胞 1～5 个/高倍视野。对明确该患者诊断最有意义的检查是
A. 大便常规检查
B. 血液培养细菌
C. 呕吐物查血

D. 大便检查阿米巴滋养体
E. 大便培养霍乱弧菌

B1 型题

(1～4 题共用备选答案)

A. 肺炭疽
B. 鼠疫
C. 蛔虫病
D. 病毒性肝炎
E. 流行性腮腺炎

1. 属于甲类传染病的是
2. 属于乙类传染病但必须采取甲类传染病的预防和控制措施的是
3. 应向有关卫生防疫机构报告疫情的病毒传染病的是
4. 仅在监测点内进行监测的传染病是

(5～8 题共用备选答案)

A. 病原体培养
B. 特异性抗体 IgG
C. 病原体核酸
D. 特异性抗原
E. 特异性抗体 IgM

5. 主要用于乙型肝炎的免疫学诊断的是
6. 主要用于流行性乙型脑炎的特异性诊断的是
7. 主要用于丙型肝炎的免疫学诊断的是
8. 主要用于伤寒的实验诊断的是

(9～12 题共用备选答案)

A. 麻疹
B. 艾滋病
C. 霍乱
D. 疟疾
E. 钩体病

9. 主要通过消化道传播的传染病是
10. 主要通过呼吸道传播的传染病是
11. 主要通过性接触传播的传染病是
12. 主要通过虫媒叮咬途径传播的传染病是

A3/A4 型题

(1～4 题共用题干)

患者，女，18 岁，因发热、头痛、皮疹 1 天来诊。体温最高 39℃，伴寒战，偶有咳嗽。查体：体温 38.8℃，生命体征平稳。颜面部、发际内可见散在大小不等的斑丘疹，偶见疱疹。血常规：白细胞 3.0×10^9/L，中性粒细胞 48%，淋巴细胞 52%，其余实验室检查未见异常。

1. 该患者最可能的诊断是
   A. 水痘
   B. 麻疹
   C. 风疹
   D. 传染性单核细胞增多症
   E. 猩红热
2. 本病主要应与哪些疾病进行鉴别
   A. 风疹、麻疹
   B. 麻疹、猩红热
   C. 流行性脑脊髓膜炎
   D. 肾综合征出血热
   E. 带状疱疹、脓疱疹
3. 该患者应如何治疗
   A. 维生素治疗
   B. 抗病毒治疗
   C. 抗细菌治疗
   D. 应用糖皮质激素治疗
   E. 仅对症治疗

四、简答题

1. 病原体感染人体后可产生哪些结局？
2. 简述传染病的基本特征。
3. 简述传染病流行的三个基本条件。
4. 各类传染病如何管理？

5. 简述传染病治疗的目的与原则。
6. 简述感染过程中病原体的作用。
7. 传染病的诊断至少需要哪几方面的资料?
8. 简述传染病的临床特征。
9. 简述传染病的预防原则。
10. 简述传染病流行过程的影响因素。

参考答案

一、填空题

1. 有病原体　有传染性　有流行病学特征　有感染后免疫
2. 流行病学资料　临床资料　实验室检查和其他检查
3. 病原体被清除　隐性感染　显性感染　病原携带状态　潜伏性感染　隐性感染
4. 三　39　鼠疫　霍乱　严重急性呼吸综合征　炭疽中的肺炭疽　脊髓灰质炎
5. 发热　皮疹　毒血症状　单核-吞噬细胞系统反应
6. 传染源　传播途径　人群易感性
7. 自然因素　社会因素
8. 患者　隐性感染者　病原携带者　受感染的动物
9. 斑丘疹　出血疹　疱疹或脓疱疹　荨麻疹
10. 稽留热　弛张热　间歇热　回归热　马鞍热

二、名词解释

1. 隐性感染　又称亚临床感染，是指病原体侵入人体后，仅引起机体产生特异性的免疫应答，不引起或只引起轻微的组织损伤，因而在临床上不显示出任何症状、体征，甚至生化改变，只能通过免疫学检查才能发现。

2. 机会性感染　当某些因素导致宿主的免疫功能受损（如艾滋病）或机械损伤使寄生物离开其固有的寄生部位而到达其不习惯寄生的部位，如大肠埃希菌进入腹腔或泌尿道时，平衡不复存在，进而引起宿主的损伤，称为机会性感染。

3. 潜伏期　从病原体侵入人体起，至开始出现临床症状为止的时期，称为潜伏期。

4. 感染后免疫　人体感染病原体后，无论是显性感染还是隐性感染，都能产生针对病原体及其产物（如毒素）的特异性免疫，即感染后免疫。

5. 再燃　有些传染病患者进入恢复期后，体温未稳定下降至正常，又再发热时，称为再燃。

6. 传染源　是指病原体已在体内生长繁殖并能将其排出体外的人和动物。

7. 传播途径　病原体离开传染源后，到达另一个易感者的途径，称为传播途径。

8. 潜伏性感染　病原体感染人体后，寄生在机体中的某些部位，由于机体的免疫功能能将病原体局限化而不引起显性感染，但又不足以将病原体清除，病原体便可长期潜伏下来，但不被排出体外，等待机体免疫功能下降时，才引起显性感染，即潜伏性感染。

9. 复发 有些传染病患者进入恢复期后，已稳定退热一段时间，由于潜伏于组织内的病原体再度繁殖至一定程度，使初发病的症状再度出现，称为复发。

三、选择题

A1 型题

1. B 2. C 3. C 4. D 5. B 6. C 7. C 8. B 9. A 10. E 11. E

A2 型题

E

B1 型题

1. B 2. A 3. D 4. E 5. D 6. E 7. B 8. A 9. C 10. A 11. B 12. D

A3/A4 型题

1. A 2. E 3. B

四、简答题

1. ①病原体被清除：病原体进入人体后被非特异性免疫和（或）特异性免疫所清除。②隐性感染：病原体进入人体后，引起机体的特异性免疫应答及轻微的组织损伤，但没有任何症状和体征。③显性感染：病原体进入人体后，引起病理改变和临床表现。④病原携带状态：病原体与机体处于共生状态。按病原体种类不同分为带病毒者、带菌者和带虫者。按发生时间不同分为健康携带者、恢复期携带者及潜伏期携带者，以及急性与慢性携带者。⑤潜伏性感染：病原体长期潜伏于机体的某些部位，待机会成熟时（如机体免疫功能下降）引起临床表现。

2. ①有病原体：每一种传染病都是由特异性的病原体引起的，虽然目前还有一些传染病的病原体未被确定。②有传染性：传染病能通过某种途径传染给他人，这是传染病与其他感染性疾病的主要区别。③有流行病学特征：在质的方面有外来性和地方性之分；在量的方面有散发、流行、大流行、暴发流行；可有季节性、地区性、不同人群（年龄、性别、职业等）的分布特征。④有感染后免疫：病后都能产生针对病原体的特异性免疫。感染后免疫在不同的传染病持续时间长短不一，有些疾病感染后免疫可避免再次感染，而有些疾病则不能甚至导致再次感染时病情加重。

3. ①传染源：是指病原体已在体内生长繁殖并能将其排出体外的人和动物。包括以下 4 个方面：患者、隐性感染者、病原携带者、受感染的动物。②传播途径：病原体离开传染源后，到达另一个易感者的途径，称为传染途径。包括以下几个方面：以呼吸道为进入门户的传染病，以消化道为进入门户的传染病，日常生活接触传播，吸血节肢动物传播（又称虫媒传播），还有血液、体液、血制品传播，以及土壤传播等。③人群易感性：对某一传染病缺乏特异性免疫力的人称为易感者。易感者在某一特定人群中的比例决定了该人群的易感性。

4. 甲类传染病为强制性管理，城镇要求发现后 2 小时内通过传染病疫情监测信息系统上报，农村不超过 6 小时；乙类传染病为严格管理，城镇要求发现后 6 小时内通过传染病疫情监测信息系统上报，农村不超过 12 小时；丙类传染病为监测管理，发现后要求 24 小时内上报。值得注意的是在乙类传染病中，严重急性呼吸综合征、炭疽中的肺炭疽和脊髓灰质炎必须采取甲类传染病的报告和控制措施。

5. 治疗传染病的目的不但在于促进患者的康复，还在于控制传染源，防止传染病进一步传播。要坚持综合治疗的原则，即治疗、护理与隔离、消毒并重，一般治疗、对症治疗与特效治疗并重的原则。

6. 感染过程中病原体的作用包括以下几个方面：① 侵袭力：侵袭力是指病原体侵入机体并在体内扩散的能力。②毒力：毒力包括毒素和其他毒力因子。毒素包括外毒素与内毒素，外毒素通过与靶器官的受体结合，进入细胞内而起作用。内毒素通过激活单核-巨噬细胞释放细胞因子而起作用。其他毒力因子中，有些具有穿透能力，有些具有侵袭能力，有些具有溶组织能力。③数量：在同一种传染病中，入侵病原体的数量一般与致病能力成正比。但在不同传染病中，能引起疾病发生的最低病原体的数量差别很大，如在伤寒为10万个菌体，而在痢疾则仅10个菌体就能致病。④ 变异性：病原体可因环境或遗传等因素而产生变异。一般来说，在人工培养多次传代的环境下，可使病原体的致病力减弱，如卡介苗；有的在宿主之间反复传播可使致病力增强，如肺鼠疫。病原体的抗原变异可逃避机体的特异性免疫作用而继续引起疾病。

7. ①流行病学资料：包括性别、年龄、职业、居住地、曾去地、过去史、疫苗接种史、发病季节、当地疫情等。②临床表现：包括患者的症状与体征，发生的时间、强度，有无特殊体征等。③实验室检查：包括一般检查与病原特异性检查，病原体、抗原、抗体、核酸检查等。

8. ①病程发展具有阶段性，通常分为四个阶段：潜伏期、前驱期、症状明显期和恢复期，有的传染病还可有复发、自燃以及后遗症。②常见的症状与体征：发热、皮疹、毒血症状、单核-吞噬细胞系统反应。③临床类型：根据传染病临床过程的长短、轻重及临床特征，可分为急性、亚急性、慢性，轻型、中型、重型、暴发型，典型及非典型等。典型相当于中型或普通型，非典型则可轻可重，极轻者可照常工作，又称逍遥型。

9. 传染病的预防主要是针对传染病流行过程的三个基本环节来采取措施，即管理传染源、切断传播途径和保护易感人群。①管理传染源：严格执行传染病报告制度（参考最新修订的《中华人民共和国传染病防治法》，对有传染性的患者进行隔离和治疗，对接触者进行检疫或预防，对病原携带者进行治疗、隔离或教育，对感染动物进行处理。②切断传播途径：切断起主导作用的传播途径，如养成良好的个人卫生习惯，改善环境卫生，消灭传播媒介，采取消毒措施等。③保护易感人群：通过增强体质以提高机体非特异性免疫力，通过预防接种以提高人群的主动或被动特异性免疫力。

10. ①自然因素：自然环境中的各种因素，包括地理、气象和生态等条件对流行过程的发生和发展发挥着重要的影响。寄生虫病和虫媒传染病对自然条件的依赖性尤为明显。传染病的地区性和季节性与自然因素有密切关系。自然因素可直接影响病原体在外环境中的生存能力，如钩虫病少见于干旱地区。某些自然生态环境为传染病在野生动物之间的传播创造了良好条件，如鼠疫等。②社会因素：包括社会制度、经济和生活条件，以及文化水平等，对传染病流行过程有决定性的影响。社会因素对传播途径的影响是最显而易见的。钉螺的消灭以及改善饮水卫生和粪便处理，使血吸虫病、霍乱、钩虫病等得到控制就是证明。另外，社会因素又作用于自然因素而影响流行过程。

（赵龙凤）

第二章 病毒感染

第一节 病毒性肝炎

测试题

一、填空题

1. 按照病原学分类，目前确定的病毒性肝炎共分____型，它们分别是______、______、______、______、______。

2. 反映 HBV 活动复制的病毒学标志有______、______、HBcAg 和 DNA 聚合酶。

3. 恩替卡韦与替诺夫韦等核苷（酸）类似物可以抑制______病毒复制，但是不能清除细胞核内的______。

4. 甲型肝炎和戊型肝炎都是以__________为主要传播途径。

5. 戊型肝炎的血清免疫学标记常用 ELISA 法检测______和______。

6. 根据 HBV 全基因序列差异≥____或 S 区基因序列差异≥____，可将 HBV 分为各种不同的基因型。

7. 根据生化学及其他临床和辅助检查结果，慢性肝炎可分为______、______、______三度。

8. 我国已上市并常用的治疗慢性乙型肝炎的核苷（酸）类似物包括________、________、________和________，替诺夫韦亦即将上市。

9. HBV 有 4 个开放读码区，其中 S 区编码的蛋白是______，前 C 区编码______，C 区编码______。

二、名词解释

1. 乙肝病毒 cccDNA　2. 酶胆分离　3. 肝性脑病
4. 乙肝抗病毒治疗完全病毒学应答　5. 病毒学突破　6. 慢性乙型肝炎复发
7. 乙肝抗病毒治疗持续性病毒应答　8. 急性乙型肝炎窗口期　9. 肝肾综合征

三、选择题

A1 型题

1. 有关 HAV 的特性，下述哪条不正确
   A. 具有明显的泛嗜性，常在肝外多个器官复制
   B. 耐酸，对低 pH 有很强的耐受力
   C. 在毛蚶、牡蛎中可存活数月
   D. 耐热，60℃ 1 小时不能将其灭活，但煮沸 1 分钟可灭活
   E. 对紫外线敏感

2. 关于甲型肝炎的流行病学，下列哪

条不正确
A. 传染源主要是患者和隐性感染者
B. 粪-口传播是主要的传播途径
C. 目前尚未发现 HAV 慢性携带者
D. 6 个月以下婴儿因来自母亲抗体很少患病
E. 孕妇患急性甲型肝炎容易传染给胎儿

3. 关于甲型肝炎的临床表现，下述哪条论述不正确
A. 平均潜伏期为 30 天
B. 发病后病情轻重与年龄有关，越年轻病情越重，也越容易出现黄疸
C. 急性无黄疸型远多于急性黄疸型
D. 极少数人会发生急性重型肝炎或肝衰竭
E. 高发年龄为儿童

4. 下列哪项无助于甲型肝炎的临床诊断
A. 有甲型肝炎接触史或 45 天内进食可能被 HAV 污染的食物
B. 血清 ALT 升高
C. 起病后 6 个月内血清 HAV IgM 阳性
D. 有恶心、食欲下降症状
E. 血清 HAV IgG 阳性

5. 区别病毒性肝炎临床类型的一般依据是
A. 病程长短
B. 临床症状的轻重
C. 腹部 B 超检查结果
D. 病毒血清学标志物的检查
E. 肝穿刺病理检查

6. 以下哪些人不需要接种甲肝疫苗
A. 婴幼儿
B. 小学生
C. 中学生
D. HAV IgG 阳性者
E. 既往未曾患甲型病毒性肝炎者

7. 关于乙型肝炎，下列哪项叙述不够准确
A. 我国 HBV 携带率约为总人口的 10%，全国现有 1.2 亿人携带病毒
B. 我国约有 2000 万例慢性乙肝患者
C. 乙型肝炎表面抗原由美国学者 Blumberg 最早从澳大利亚土著人身上发现
D. 15%～25% HBV 慢性感染者最终将死于与 HBV 有关的肝病
E. 我国乙肝发病以散发为主，有家庭聚集现象

8. HBV 的抵抗力较强，以下哪种方式不能灭活 HBV
A. 煮沸 10 分钟
B. 聚维酮碘（碘伏）处理
C. 过氧乙酸处理
D. 75%乙醇擦拭
E. 戊二醛

9. 下面哪一项不是 HBV 的主要传播途径
A. 母婴传播
B. 医源性传播和输血传播
C. 蚊虫叮咬传播
D. 性传播
E. 密切接触传播

10. 成人被乙肝病毒感染后多表现为
A. 慢性乙型肝炎
B. 急性无黄疸型乙型肝炎
C. 急性黄疸型乙型肝炎
D. 慢性重型乙型肝炎
E. 隐性感染

11. 在血液中代表完整的乙肝病毒颗粒的是
A. 小球形颗粒
B. Dane 颗粒
C. 核状颗粒
D. 管状颗粒
E. 丝状颗粒

12. 下列不属于 RNA 病毒的是
A. 甲型肝炎病毒
B. 丙型肝炎病毒
C. 乙型肝炎病毒
D. 丁型肝炎病毒
E. 戊型肝炎病毒
13. 下列哪种血液检测结果表示 HBV 感染已恢复
A. HBsAg(＋)，HBeAg(＋)，抗 HBc(＋)
B. HBsAg(＋)，抗 HBe(＋)，抗 HBc(＋)
C. HBsAg(＋)，抗 HBc(＋)
D. HBsAb(＋)，抗 HBc(＋)
E. HBsAg(＋)，HBeAg(＋)，抗 HBe(＋)，抗 HBc(＋)
14. 下列哪项概念是正确的
A. 抗 HAV 不是保护性抗体
B. 抗 HBs 不是保护性抗体
C. 抗 HCV IgG（＋）时可诊断为丙型肝炎病毒近期感染
D. 抗 HAV IgG（＋）时可诊断为急性甲型肝炎
E. HBsAg 和 HDAg 均呈阳性可诊断为丁型肝炎和乙型肝炎病毒重叠感染
15. 对慢性肝炎进行肝穿刺病理检查的意义不包括下列哪一项
A. 通过肝炎症分级与纤维化分期，半定量评价肝损伤程度
B. 发现一些肝功能基本正常但肝病变较重的患者
C. 帮助排除肝内合并的病变
D. 主要用于科学研究，对临床治疗的指导意义不大
E. 评价药物疗效
16. 要检测 HBV 在人体内是否存在活动复制，可检测
A. 抗前 S_2 抗体
B. HBsAg
C. HBV DNA
D. 抗 HBe
E. 抗 HBc IgG
17. 急性乙型肝炎最早出现的血清学指标是
A. HBsAg
B. 抗 HBs
C. HBeAg
D. 抗 HBe
E. 抗 HBc
18. 下列哪项不是现阶段慢性乙型肝炎的主要治疗目标
A. 最大限度地长期抑制 HBV 复制
B. 减轻肝细胞炎症坏死及肝纤维化
C. 延缓和减少肝失代偿、肝硬化、肝癌及其并发症的发生
D. 根治乙型肝炎病毒
E. 改善生活质量
19. 慢性乙型肝炎抗病毒治疗的一般适应证不包括哪项
A. HBV DNA≥10^5 拷贝/毫升（HBeAg 阴性者≥10^4 拷贝/毫升）
B. ALT≥2 倍正常值上限
C. 如 ALT＜2 倍正常值上限但 Knodell 肝组织活动指数≥4 或 G≥2，或 S≥2
D. 如用干扰素治疗，ALT 应≤10 倍正常值上限，血总胆红素＜2 倍正常值上限
E. 血总胆红素≥10 倍正常值上限
20. 干扰素治疗慢性乙型肝炎在哪类人群不容易达到预期效果
A. 治疗前 ALT 水平较高、HBV DNA 水平较低的患者
B. 无 HCV、HDV、HIV 合并感染
C. 肝组织炎症坏死较重，但纤维化程度较轻

D. 男性，病程长，母婴传播
E. 未用过抗病毒药物者

21. 下列哪项不是干扰素的不良反应
A. 病毒停药反弹
B. 自身免疫性疾病加重
C. 精神异常
D. 白细胞减少
E. 流感样症状

22. 核苷（酸）类似物耐药的预防原则不包括下列哪项
A. 严格掌握治疗适应证
B. 开始治疗时最好选用抗病毒作用强和耐药发生率低的药物
C. 尽量缩短用药时间，减少因长期用药出现的耐药
D. 一旦发现耐药，尽早给予救援治疗
E. 用药过程中严密监测

23. 核苷（酸）类似物治疗慢性乙型肝炎的主要不良反应不包括下列哪项
A. 肾毒性
B. 治疗中的耐药
C. 部分药物的肌肉、神经毒性
D. 乏力、头痛、腹痛、恶心、腹泻
E. 发热和流感样症状

24. 乙肝疫苗的主要接种对象不包括下列哪项
A. 老年人
B. 新生儿
C. 婴幼儿
D. 15 岁以下未免疫人群
E. 医务人员等高危人群

25. 如果母亲 HBsAg 阳性，关于新生儿疫苗的应用方法下面哪项是错误的
A. 出生后尽早（24 小时内）注射乙肝免疫球蛋白，剂量≥100IU
B. 出生后注射乙肝免疫球蛋白的同时，在不同部位接种乙肝疫苗
C. 可以先用疫苗或乙肝免疫球蛋白，过几周再用另一种
D. 疫苗按照 0、1、6 程序应用三针
E. 乙肝免疫球蛋白应用 1～2 次（间隔 2～4 周）

26. 对 HBsAg 阴性母亲的新生儿，预防 HBV 感染的措施为
A. 按照 0、1、6 程序接种乙肝疫苗
B. 注射乙肝免疫球蛋白 100IU，联合应用乙肝疫苗
C. 注射乙肝免疫球蛋白 200IU，联合应用乙肝疫苗
D. 注射丙种球蛋白 5～10g，联合应用乙肝疫苗
E. 按照 0、1、3 程序接种乙肝疫苗

27. 接种乙肝疫苗有抗体应答者，保护效果一般至少可持续多少年
A. 1 年
B. 5 年
C. 10 年
D. 20 年
E. 30 年

28. 意外暴露于 HBV 感染者的血液和体液后，以下哪项处理不恰当
A. 如果不知受染者 HBsAg 是否阳性，应立即检测乙肝五项、HBV DNA、ALT 和 AST，并在 3 和 6 个月内复查
B. 应立即消毒局部伤口，进行扩创处理，并在伤口周围浸润注射 HBIG
C. 如已接种过乙型肝炎疫苗且已知抗 HBs≥10mIU/ml 者可不行特殊处理
D. 如未接种过乙肝疫苗，应立即注射乙肝免疫球蛋白 200～400IU，同时在不同部位接种一针乙肝疫苗（20 μg），于 1 和 6

个月后分别接种第 2 针和第 3 针乙肝疫苗
E. 如果已知受染者 HBsAg 阳性或抗 HBs 阳性，则可不予特殊处理

29. 关于乙型肝炎患者与妊娠相关情况的处理，下列哪项措施是错误的
A. 育龄女性乙型肝炎患者，若有治疗适应证，未妊娠者可应用干扰素或核苷（酸）类似物，且在治疗期间应采取可靠的避孕措施
B. 口服抗病毒药物治疗过程中发生妊娠患者，若是拉米夫定或其他妊娠 B 级药物，在充分告知风险、权衡利弊、患者知情同意的情况下，可继续治疗
C. 妊娠中出现肝炎发作者，视程度决定是否给予抗病毒治疗，在充分告知风险、权衡利弊、患者知情同意的情况下，可用拉米夫定、替比夫定或替诺福韦
D. 不管应用核苷（酸）还是干扰素药物期间发现怀孕，立即终止妊娠
E. 替比夫定可用于母婴阻断

30. 有关 HCV 下述哪项是错误的
A. HCV 感染呈世界分布，但不匀称
B. HCV 是 DNA 病毒
C. HCV 主要有 6 个基因型，我国以 1b 型和 2a 型为主
D. 目前仍无理想的疫苗可供使用
E. 10%氯仿可杀灭 HCV

31. 有关丙型肝炎，下面哪项描述是错误的
A. 可以并发特发性混合型冷球蛋白血症、肾小球肾炎、关节炎
B. 几乎都有明显的临床表现
C. 容易引起慢性肝炎
D. 容易与 HBV 混合感染
E. 容易与 HIV 混合感染

32. 下面哪类人群不是 HCV 感染的高危人群
A. 输过血及血液制品的人
B. 近 3 年有无偿献血史者
C. 与丙型肝炎患者有密切接触者，或妈妈是丙型肝炎的婴幼儿
D. 维持性透析者
E. 有多个性伴侣、静脉吸毒、不安全注射者

33. 患者的血清检测结果为抗 HCV 阳性，比较恰当的解释是
A. 对丙型肝炎病毒有了免疫力
B. 已感染过丙型肝炎病毒，是否是现症感染及有无病毒复制需要 HCV RNA 检测
C. 体内有丙型肝炎病毒
D. 可能是急性丙型肝炎
E. 可能是慢性丙型肝炎

34. 关于慢性丙型肝炎抗病毒治疗，下列哪项是错误的
A. 目前我国的治疗药物是干扰素联合利巴韦林
B. HCV 基因型 2 或 3 型比 1 型者更容易获得持续性病毒应答
C. 年轻、女性、无明显肥胖者容易获得持续性病毒应答
D. 只要经济允许，均建议配合替拉瑞韦等直接抗病毒药物
E. 起始病毒水平低者更容易获得持续性病毒应答

35. 关于丙型肝炎治疗中利巴韦林的应用，下面哪项是错误的
A. 利巴韦林的主要不良反应是溶血和致畸作用
B. 利巴韦林配合干扰素可提高疗效，但如果不能耐受可单用干扰素

C. 利巴韦林可引起恶心、皮肤干燥和瘙痒
D. 一般成人用量是一样的
E. 当血红蛋白降至≤100g/L 时应减量

36. 有关 HDV，下述哪项不正确
A. HDV 是 RNA 病毒，因为需要 HBV 才能复制，所以也是缺陷病毒
B. HDV 与 HBV 同时感染非常少见
C. HDV 重叠 HBV 感染，可能使原有乙型肝炎容易慢性化或重症化
D. 传播途径与 HBV 相似
E. 预防与 HBV 相似

37. 关于 HEV，下列哪项说法是错误的
A. HEV 是 RNA 病毒
B. HEV 对热敏感
C. HEV 对氯仿敏感
D. 我国近年报告发病人数及发病率逐渐上升
E. 我国近年报告发病人数及发病率逐渐下降

38. 关于戊型肝炎，下列哪项说法是错误的
A. 主要经粪-口传播
B. 可经食物传播
C. 传染源主要是患者及隐性感染者
D. 可通过性传播
E. 可经日常生活接触传播

39. 关于戊型肝炎的临床特点，下列说法哪项不正确
A. 老年人发生戊型肝炎时病情较轻
B. 孕妇尤其妊娠晚期发生戊型肝炎容易重症化
C. 慢性肝炎或肝硬化者发生戊型肝炎容易重症化
D. 比起甲型肝炎，戊型肝炎容易有淤胆，黄疸恢复慢
E. 青壮年为高发年龄

40. 关于戊型肝炎，下列叙述哪项不准确
A. 可结合临床表现及 HEV IgM 及 HEV IgG 确诊戊型肝炎
B. HEV IgM 可在血液中持续 2 周达 3 个月
C. 可在血清、粪便中查到 HEV RNA
D. 因为戊型肝炎容易有胆汁淤积，超声检查常可看到胆管扩张
E. HEV IgG 持续时间比 HEV IgM 长

41. 主要经粪-口途径传播的肝炎病毒为
A. HBV 和 HEV
B. HBV 和 HCV
C. HAV 和 HEV
D. HAV 和 HCV
E. HBV 和 HDV

A2 型题

患者，男，20 岁，乏力、厌油、黄疸进行性加深 10 天，神志不清 1 天。查体：皮肤、黏膜重度黄染，烦躁不安。皮肤可见瘀斑。肝肋下未触及，肝浊音界在第 7～8 肋间。扑翼样震颤（+）。血清总胆红素 225μmol/L，ALT 200U/L，PTA 28%。其诊断可能性最大的是
A. 急性黄疸型肝炎
B. 急性重型肝炎
C. 亚急性重型肝炎
D. 慢性重型肝炎
E. 淤胆型肝炎

B1 型题

（1～3 题共用备选答案）
A. HBsAg
B. HBeAg

C. 抗 HBs
D. 抗 HBe
E. 抗 HBc
1. 与乙肝疫苗成分一致的是
2. 注射乙肝疫苗后会出现的阳性标志物是
3. 一般提示病毒复制比较强的标志物是

A3/A4 型题

(1～3 题共用题干)

患者，男，50 岁，ALT 间断异常 10 余年，明显乏力、食欲缺乏 10 余天。查体：无明显黄疸，肝肋下 1cm，脾肋下未触及。实验室检查：血液 HBsAg 阴性，ALT 120 U/L。20 年前因溃疡病出血输血 600ml。

1. 该病例应首先考虑
A. 甲型病毒性肝炎
B. 乙型病毒性肝炎
C. 丙型病毒性肝炎
D. 丁型病毒性肝炎
E. 戊型病毒性肝炎
2. 进行肝炎病毒血清学检查，抗 HCV（+），乙肝五项全阴性，其他病毒检测阴性。为进一步明确病原并指导治疗，应首先考虑检查
A. 抗 HAV IgM
B. 抗 HEV
C. HAV RNA
D. HCV RNA
E. HEV RNA
3. 如果确诊是慢性丙型肝炎，目前我国建议采取的抗病毒治疗方案是
A. 核苷（酸）类抗病毒药物，如拉米夫定、恩替卡韦等
B. 干扰素联合利巴韦林
C. 单用利巴韦林
D. 单用干扰素
E. 单用中药

四、简答题

1. 简述丙型肝炎的传播途径。
2. 简述乙型肝炎的传播途径。
3. 简述核苷（酸）类似物的疗程。
4. 简述病毒性肝炎应与哪些疾病相鉴别。

参考答案

一、填空题

1. 5　HAV　HBV　HCV　HDV　HEV
2. HBeAg　HBV DNA
3. HBV　cccDNA
4. 粪-口传播
5. 抗 HEV IgM　抗 HEV IgG
6. 8%　4%
7. 轻　中　重
8. 拉米夫定　阿德福韦酯　恩替卡韦　替比夫定
9. HBsAg　HBeAg　HBcAg

二、名词解释

1. 指环状的共价闭合的 HBV DNA，是 HBV 前基因组 RNA 转录的模板。

2. 重型肝炎患者黄疸迅速加深而转氨酶正常或仅轻度升高，则称为酶胆分离。表示肝细胞大量坏死，病情严重。

3. 由于肝功能严重损害而导致中枢神经系统功能障碍，出现意识障碍、扑翼样震颤、昏睡甚至昏迷等临床表现。

4. 慢性乙型肝炎患者抗病毒治疗后血清 HBV DNA 检测不到或低于检测下限。

5. 慢性乙型肝炎患者抗病毒治疗过程中，在未更改治疗的情况下，HBV DNA 水平比治疗中最低点上升 1 个 log 值，或一度转阴后又转为阳性。

6. 慢乙型肝炎患者在抗病毒治疗结束时出现病毒学应答，但停药后 HBV DNA 重新升高或阳转，伴有 ALT 和 AST 升高，并除外由其他因素引起的 ALT 和 AST 升高。

7. 慢乙型肝炎患者在抗病毒治疗结束后随访 6 个月或 12 个月以上，疗效维持不变，无复发。

8. 急性 HBV 感染者血液中 HBsAg 已消失，但抗 HBs 尚未出现，只检出抗 HBc 和抗 HBe，此阶段称为窗口期。

9. 指严重肝病引起的功能性肾衰竭，表现为少尿或无尿、氮质血症、稀释性低钠血症和低尿钠等。

三、选择题

A1 型题

1. A　2. E　3. B　4. E　5. A　6. D　7. A　8. D　9. C　10. E　11. B　12. C　13. D　14. E　15. D　16. C　17. A　18. D　19. E　20. D　21. A　22. C　23. E　24. A　25. C　26. A　27. B　28. B　29. D　30. B　31. B　32. B　33. B　34. D　35. D　36. B　37. E　38. D　39. A　40. D　41. C

A2 型题

B

B1 型题

1. A　2. C　3. B

A3/A4 型题

1. C　2. D　3. B

四、简答题

1. 丙型肝炎的传播途径有：①血液及血制品传播；②不洁注射、针刺、器官移植、骨髓移植、血液透析；③生活密切接触传播；④性传播；⑤围生期母婴传播。

2. 乙型肝炎的传播途径有：①围生期母婴传播；②医源性传播：包括经血传播，经被污染的医疗器械传播，医务人员与患者之间的传播；③性传播和密切接触传播。

3. HBeAg 阳性者，如达到完全应答（ALT 恢复正常、HBV DNA 测不出、HBeAg 血清学转换）后 1 年以上且总疗程已达 2 年以上可以考虑停药；HBeAg 阴性者，如 ALT 恢复正常，HBV DNA 测不出后 1.5 年以上且总疗程已达 2.5 年以上可以考虑停药。延长疗程可以减少复发。

4. 病毒性肝炎应与以下疾病相鉴别：中毒性肝炎、肝外梗阻性黄疸、其他感染所致肝炎、药物性肝炎、酒精性肝病、脂肪肝、自身免疫性肝病和遗传代谢性肝病。

（段钟平）

第二节 脊髓灰质炎

测试题

一、填空题

1. 脊髓灰质炎病毒主要通过______传播，发病初期主要通过______排出病毒，故又可通过________传播。

2. 脊髓灰质炎是由________引起的急性传染病，感染后对______可产生持久免疫力。

3. 脊髓灰质炎的主要病变在__________，尤其以________最为显著。

4. 脊髓灰质炎患者的肢体瘫痪是分布不规则、__________、__________瘫痪，常见于__________，尤以__________瘫痪多见，不伴有__________。

5. 脊髓灰质炎瘫痪期应与______、______、________、________等疾病相鉴别。

二、名词解释

1. 三脚架征　　　　2. 吻膝试验阳性

三、选择题

A1 型题

1. 符合脊髓灰质炎瘫痪的特点是
   A. 肌张力增强
   B. 瘫痪呈对称性
   C. 伴感觉障碍
   D. 反射亢进
   E. 近端较远端重

2. 脊髓灰质炎患者患肢的功能锻炼与针灸理疗应
   A. 尽早进行
   B. 体温开始下降时进行
   C. 肢体疼痛完全消失后进行
   D. 瘫痪停止进展后进行
   E. 瘫痪出现时进行

3. 脊髓灰质炎患者用夹板保持患肢于功能位，其目的是
   A. 减轻肢体疼痛
   B. 防止或减轻畸形发生
   C. 使患者感觉更舒适
   D. 活动方便
   E. 缩短病程

4. 脊髓灰质炎多见于
   A. 儿童
   B. 青壮年
   C. 孕妇
   D. 农民
   E. 工人

5. 确诊脊髓灰质炎，除病毒分离外还可依据
   A. 脑脊液中白细胞增多
   B. 脑脊液中蛋白质降低
   C. 脑脊液中蛋白质增多
   D. 脑脊液中糖和氯化物降低
   E. 血清特异性抗体阳性

6. 1988年世界卫生组织提出在2000年全球消灭的传染病是
A. 麻疹
B. 猩红热
C. 脊髓灰质炎
D. 霍乱
E. 乙脑

A2型题

患儿，男，2岁，既往体弱，未按时服用疫苗。6天前出现发热、咽痛、进食差、恶心，2天前出现肢体疼痛，伴左下肢活动障碍。查体：左下肢膝腱反射消失，肌力3级。最可能的诊断是
A. 假性瘫痪
B. 脊髓灰质炎
C. 流行性脑脊髓膜炎
D. 低钾性瘫痪
E. 乙型脑炎

B1型题

（1～3题共用备选答案）
A. 弛张热
B. 稽留热
C. 双峰热
D. 波状热
E. 间歇热

1. 脊髓灰质炎的典型热型是
2. 布鲁菌病的典型热型是
3. 疟疾的典型热型是

A3/A4型题

（1～4题共用题干）

患儿，女，5岁。低热3天，伴全身不适，有咽痛、咳嗽、恶心，并出现右下肢肌张力减退，腱反射消失，不伴有感觉障碍。

1. 最可能的诊断是
A. 脊髓灰质炎
B. 化脓性脑膜炎
C. 乙型脑炎
D. 吉兰-巴雷综合征
E. 家族性周期性瘫痪
2. 确诊脊髓灰质炎的检查为
A. 尿常规
B. 血常规
C. 脑脊液检验
D. 红细胞沉降率
E. 病毒分离
3. 3天后患者出现吞咽困难及呼吸障碍，两肺可闻及弥漫性湿啰音，右上肺呼吸音低，可判断此时发生的并发症是
A. 心力衰竭
B. 吸入性肺炎及肺不张
C. 泌尿系统感染
D. 呼吸衰竭
E. 肺气肿
4. 若患者出现咽部肌肉瘫痪、咽反射消失及中枢性呼吸衰竭、抽搐，应立即采取的有效措施是
A. 给予维生素C及能量合剂
B. 气管切开，保持呼吸道通畅
C. 解热镇痛
D. 给予糖皮质激素
E. 给予地西泮（安定）静脉推注

四、简答题

1. 脊髓灰质炎的临床类型有哪些？
2. 无瘫痪型脊髓灰质炎有哪些表现？
3. 如何预防脊髓灰质炎？
4. 脊髓灰质炎瘫痪期如何治疗？

参考答案

一、填空题

1. 粪-口途径　鼻咽　空气飞沫

2. 脊髓灰质炎病毒　同型病毒

3. 脊髓前脚　前脚运动神经元

4. 不对称　迟缓性　四肢　下肢　感觉障碍

5. 假性瘫痪　感染性多发性神经根炎　其他肠道病毒感染　家族性周期性瘫痪

二、名词解释

1. 指脊髓灰质炎患者因颈背部强直不能屈曲，坐起时需用两手后撑在床上以支持体位，如三脚架。

2. 即脊髓灰质炎患者坐起、弯颈时唇不能接触膝部或诉疼痛。

三、选择题

A1 型题

1. E　2. D　3. B　4. A　5. E　6. C

A2 型题

B

B1 型题

1. C　2. D　3. E

A3/A4 型题

1. A　2. E　3. B　4. B

四、简答题

1. 脊髓灰质炎有无症状型（隐性感染）、顿挫型、无瘫痪型、瘫痪型 4 型。

2. 无瘫痪型脊髓灰质炎有上呼吸道症状，如发热、咽部不适、咽部充血等，以及胃肠道功能紊乱，如恶心、呕吐、腹泻等，脑膜刺激征阳性，脑脊液呈病毒性脑膜炎性改变。

3. (1) 早发现患者，及时按肠道传染病隔离，自发病起隔离 40 日，发病第 1 周同时进行呼吸道隔离。

(2) 对患者的排泄物及时消毒，注意饮食、饮水卫生。

(3) 对密切接触者肌内注射丙种球蛋白，可防止发病或减轻症状，免疫力可维持 3～6 周。

(4) 计划免疫是于出生后 2、3、4 个月各服 1 次白色糖丸 1 粒，4 岁时加服 1 次，其他时期根据流行情况决定是否加强。为了达到消灭本病的目标，每年再对 0～4 岁儿童普服 1 次疫苗的强化措施。最好在冬春季服用，以避免其他肠道病毒的干扰。服疫苗时忌用热水送服，以免杀死病毒。

4.（1）保持功能体位：瘫痪肢体应避免受压，用夹板固定患肢于功能位置，疼痛消失后做主动和被动锻炼。

（2）给予充足的水分与营养，维持水、电解质和酸碱平衡。

（3）使用促进神经传导功能药物、营养神经细胞药物及促进肌肉张力药物。

（4）如为延髓型瘫痪，应保持气道通畅，监测生命体征，发现问题及时处理。对声带麻痹、呼吸肌瘫痪患者，需行气管切开术；通气受阻者，可机械辅助呼吸。

（张建华）

第三节　流行性感冒

测试题

一、填空题

1. 流行性感冒（简称流感）病毒属正黏液科病毒，根据核蛋白抗原结构的不同可分为________、________和________三型。

2. 流感病毒基因的变异分为两种，一种是________，常引起小流行；另一种为________，常引起大流行。

3. 流感的传染源主要是________和________，主要通过________和________传播，其流行多发生于________季。

4. 流感的典型临床表现是________、________。

5. 流感病毒的最大特点是________，常见于________型。

6. 流感根据临床表现可分为以下几种类型：________________、________________、________________及________________。

二、名词解释

1. 流行性感冒　2. 抗原转换　3. 抗原漂移

三、选择题

A1 型题

1. 引起世界性流感大流行的病原体是
   A. H7N9 禽流感病毒
   B. 甲型流感病毒
   C. 乙型流感病毒
   D. 丙型流感病毒
   E. H5N1 禽流感病毒

2. 流感病毒分型的根据是
   A. 核蛋白的抗原性
   B. 所致疾病的临床特征
   C. 发病机制
   D. 流行病学特征
   E. 膜蛋白的抗原性

3. 流感确诊的主要依据是
   A. 发病季节
   B. 呼吸道症状轻，全身中毒症状重
   C. 病毒分离
   D. 血白细胞计数增多
   E. 血白细胞计数减少，淋巴细胞相对增多

4. 流感的潜伏期一般为
   A. 21天
   B. 7天
   C. 1～3天
   D. 14天
   E. 几个小时
5. 流感的预防措施中下列哪项是错误的
   A. 对流感患者进行隔离及治疗
   B. 流感流行前接种流感疫苗
   C. 流感流行前，给易感人群使用金刚烷胺进行预防
   D. 减少公众集会活动
   E. 疫苗接种应在10月初至11月中旬进行
6. 关于流感的临床表现，下列哪项是错误的
   A. 全身症状重
   B. 上呼吸道卡他症状较轻或不明显
   C. 年老或免疫力低下的患者病情可持续发展
   D. 肺外并发症多见
   E. 可以消化道症状为主要表现

A2 型题

1. 患者，男，19岁，学生。发热3天，体温38.8℃左右。患者觉头痛、全身肌肉酸痛、乏力、咳嗽，少量清痰，胸痛。患者周围有相同症状的患者。服阿莫西林3天，体温未降，仍为39℃左右。肺部可闻及少许湿啰音。白细胞 $3.7\times10^9/L$，中性粒细胞67%，淋巴细胞33%。X线胸片：左下肺有少许片状阴影。患者呼吸道标本甲型流感病毒H抗原检测阳性，病毒核酸结果未回。目前处理不正确的是
   A. 立即给予奥司他韦（达菲）抗病毒
   B. 及时填写传染病报告卡，并向防疫机构报告
   C. 立即使用糖皮质激素
   D. 按呼吸道传染病隔离观察和治疗
   E. 每1～2天复查胸部X线片
2. 患者，女，71岁，退休。发热4天，体温38.5℃左右，伴头痛、畏寒、全身酸痛、乏力、咳嗽、少痰。曾用青霉素治疗3天，体温未降，当地有流感流行。查体：体温38.6℃，白细胞 $6.9\times10^9/L$，中性粒细胞73%，淋巴细胞27%。右肺可闻及少许湿啰音。X线胸片可见右肺有片状阴影。目前处理不正确的是
   A. 检测呼吸道分泌物标本中的病毒核酸
   B. 检测患者呼吸道标本中的甲型流感病毒H抗原
   C. 立即填写传染病报告卡，并向防疫机构报告
   D. 暂时按流感病例隔离观察
   E. 取患者的咽拭子和咽喉洗漱液分离病毒

B1 型题

（1～3题共用备选答案）

   A. 甲型流感病毒
   B. 乙型流感病毒
   C. 丙型流感病毒
   D. H5N1流感病毒
   E. H7N9流感病毒
1. 极易变异，能够引起暴发、大范围流行的是
2. 变异较少，一般引起局部小流行的是
3. 不易变异，常呈散发感染的是

A3/A4 型题

（1～3题共用题干）

患者，男，67岁。因突起高热，伴头痛、全身酸痛5小时急诊入院。有轻度咽痛及鼻塞，有明显流涕及咳嗽。2天前其

孙子（10 岁）因高热就诊于儿童医院，诊断为“流感”。

1. 此患者最可能的诊断是
   A. 普通感冒
   B. 流感
   C. 严重急性呼吸综合征（SARS）
   D. 肾综合征出血热
   E. 斑疹伤寒
2. 其诊断依据中不正确的是
   A. 本病多发病于冬季
   B. 老人和儿童好发
   C. 呼吸道症状轻，全身中毒症状较重
   D. 当地有流感流行
   E. 血白细胞计数明显升高
3. 关于治疗不正确的是
   A. 尽可能隔离患者，加强环境消毒
   B. 主要为对症治疗和支持治疗
   C. 可使用奥司他韦抗病毒治疗
   D. 可使用利巴韦林抗病毒治疗
   E. 若合并细菌感染应积极选择有效的抗菌药物

四、简答题

1. 流感疫苗的接种对象。
2. 典型流感的临床表现有哪些？
3. 人为什么容易反复感染流感？
4. 试述甲型流感的抗病毒治疗。

参考答案

一、填空题

1. 甲　乙　丙
2. 抗原漂移　抗原转换
3. 流感患者　隐性感染者　空气　飞沫　冬
4. 全身中毒症状重　呼吸道症状轻
5. 快速变异　甲
6. 典型流感　轻型流感　流感病毒性肺炎　胃肠型及中毒型流感

二、名词解释

1. 流行性感冒简称流感，是由流感病毒引起的急性发热性呼吸道传染病，主要经飞沫传播，传染性强。临床表现主要为全身症状重而呼吸道症状较轻。

2. 抗原转换为 N 和 H 都发生了大的变异，通常产生新的强毒株而引起大流行，但其发生频率较低，发生亦较慢。

3. 抗原漂移为变异幅度较小的一种变异，即 H 发生大变异，而 N 不变异或仅有小变异；或 H 和 N 均发生小变异，出现频率较高，且有逐渐效应，可形成新的流行株，多引起小流行。

三、选择题

A1 型题

1. B　2. A　3. C　4. C　5. C　6. D

A2 型题

1. C 2. C

B1 型题

1. A 2. B 3. C

A3/A4 型题

1. B 2. E 3. D

四、简答题

1. 主要为高危人群，如孕妇、老人、幼儿、严重慢性病患者、免疫功能低下者及可能密切接触流感患者的保健人员等。

2. 典型流感的临床表现为急性发热、畏寒或寒战、身痛乏力、食欲减退等全身中毒症状明显，而呼吸道症状轻微，高热持续 2～3 天后逐渐下降，呼吸道症状逐渐明显，各种症状 1 周左右消失，但乏力可持续 1～2 周。

3. 人在感染流感病毒后或接种疫苗后可获得对同型病毒的免疫力，对于同一型的变种有一定的交叉免疫力，但免疫力维持时间不长。不同亚型间无交叉免疫力。

4. 甲型流感病毒一般对神经氨酸酶抑制剂奥司他韦和扎那米韦敏感，对金刚烷胺和金刚乙胺有一定耐药。应尽可能在发病 48 小时以内给药，不必等待病毒核酸检测结果即可开始抗病毒治疗。对于就诊时病情严重、病情呈进行性加重的病例，需及时用药，即使发病已超过 48 小时，亦应使用。

（徐小元）

第四节 禽 流 感

测 试 题

一、填空题

1. 禽流感病毒属于__________型流感病毒，高致病性禽流感病毒株为__________。

2. 禽流感的传染源是__________、__________等家禽，传播途径主要经__________传播。

3. 世界第一例人感染禽流感病例是__________年在__________确诊。

二、名词解释

1. 禽流感 2. 雷耶综合征（Reye syndrome）

三、选择题

A1 型题

1. 高致病性禽流感是由哪一亚型病毒引起的

A. H7N3

B. H5N1

C. H9N2

D. H1N1
E. H7N7

2. 人主要通过以下哪种途径感染禽流感
A. 消化道
B. 血液
C. 呼吸道
D. 皮肤
E. 昆虫叮咬

3. 人感染禽流感的潜伏期为
A. 1天左右
B. 14天左右
C. 21天左右
D. 7天左右
E. 28天左右

4. 人感染禽流感的实验室确诊依据是
A. 血液中血小板计数降低
B. 血液中白细胞计数正常
C. X线检查胸部检查出现阴影
D. 呼吸道标本中分离出禽流感病毒
E. 血清相关亚型禽流感病毒特异性抗体阳性

5. 人感染禽流感病毒的传播途径为
A. 与鸡、鸭等有密切接触
B. 与猪、马等有密切接触
C. 尚无人与人之间的传播
D. 与猫、狗等有密切接触
E. 与飞禽等有密切接触

A2 型题

1. 患者，女，43岁，从事市场家禽贩卖。3天来发热，伴全身肌肉酸痛、食欲缺乏、咳嗽、少痰，于2006年4月8日就诊。体检：体温39.2℃，呼吸27次/分，肺部可闻及少量湿啰音。血常规：白细胞4.9×10^9/L，淋巴细胞3.8×10^9/L，血小板正常。X线胸片可见右肺渗出影。留观青霉素治疗1天，出现口唇青紫，体温39.6℃，呼吸30次/分。复查X线胸片：两肺渗出影，右肺渗出影扩大。患者最可能的诊断是
A. 流感病毒性肺炎
B. 流感继发细菌性肺炎
C. 人感染禽流感
D. 军团菌肺炎
E. 衣原体肺炎

2. 患者，男，37岁，公司经理。因高热、咳嗽、头痛急诊入院。查体：体温38.6℃，呼吸24次/分，两肺可闻及湿啰音。血常规：白细胞7.2×10^9/L，中性粒细胞69%，淋巴细胞31%。X线胸片检查可见左肺片状阴影。患者平时喜逛花鸟市场，当地有“鸡瘟”发生，目前处理不正确的是
A. 隔离患者，并使用奥斯他韦
B. 将患者家庭消毒
C. 隔离密切接触者
D. 宰杀当地的禽类
E. 密切接触者应给予预防性治疗

B1 型题

（1～2题共用备选答案）

A. 分离到流感病毒
B. ELISA法检测相应抗体
C. 有流感的临床表现
D. 分离到甲型流感病毒H5N1亚型
E. 周围人被确诊为流感

1. 确诊甲型流感的方法为
2. 确诊禽流感的方法为

A3/A4 型题

（1～2题共用题干）

患者，男，56岁，从事家禽养殖工作。以发热入院，体温39.2℃，有下呼吸道感染的临床表现，外周血淋巴细胞降低，伴肝功能异常，血气分析表现为明显的低氧血症，影像学检查可见肺炎征象，既往有呼吸道基础疾病。病情发展快，3天内急剧恶化，死于呼吸、循环、肝和肾衰竭。血清中甲型流感病毒H5N1抗体阳性。当地有鸡

的禽流感疫情。

1. 此患者最可能的诊断是
   A. 原发性流感病毒性肺炎
   B. 流感继发细菌性肺炎
   C. 人感染禽流感
   D. SARS
   E. 衣原体肺炎

2. 如要确诊还需做什么检查
   A. 血培养找细菌
   B. 呼吸道分泌物分离禽流感病毒
   C. 呼吸道分泌物细菌培养
   D. RT-PCR 检测 SARS-CoV RNA 片段
   E. 检测血衣原体 IgM 抗体

四、简答题

1. 人感染禽流感的主要临床表现有哪些？
2. 简述人感染禽流感的抗病毒治疗。

参考答案

一、填空题

1. 甲型　H5N1
2. 鸡　鸭　呼吸道
3. 1997　香港

二、名词解释

1. 禽流感　是甲型流感病毒某些亚型引起的一种禽类传染病。病毒基因可发生变异，有可能感染人，其中以 H5N1、H7N9 引起的临床症状重，病情进展快，可引起呼吸系统和全身多器官衰竭，病死率高。人感染不同亚型禽流感的临床区别主要依靠病原学检测。

2. 雷耶综合征　指病毒感染伴有发热的儿童服用阿司匹林后可表现为发热惊厥或频繁呕吐，以及严重肝功能不良合并脑病等。此病少见，但可致死。

三、选择题

A1 型题

1. B　2. C　3. D　4. D　5. A

A2 型题

1. C　2. E

B1 型题

1. A　2. D

A3/A4 型题

1. C　2. B

四、简答题

1. 起病急，早期与感冒相似，症状为发热、流涕、咳嗽、咽痛、全身肌肉痛、恶心和腹痛等症状。发热一般在38.5℃以上，持续2～3天，也可达7天，约有半数病例有肺部炎症。X线检查显示肺部炎症性影像。少数病例可并发肝和肾衰竭、败血性休克、雷耶综合征及多器官衰竭而死亡。

2. 人感染禽流感的抗病毒治疗可采用奥司他韦、扎那米韦或帕拉米韦。抗病毒药物的使用原则为：

（1）在使用抗病毒药物前应留取呼吸道标本。

（2）应尽量在发病48小时内使用抗病毒药物，对于临床认为需要使用抗病毒药物的病例，即使超过48小时亦应使用。重点使用人群为：①人感染H5N1、H7N9禽流感病例。②甲型流感病毒抗原快速检测阳性的流感样病例。③甲型流感病毒抗原快速检测阴性或无条件检测的流感样病例，并具有下列情况者：有密切接触史（包括医护人员）出现流感样症状者；发生聚集性流感样病例；有基础疾病（如慢性心肺疾病）、高龄、孕妇等流感样病例；病情快速进展及临床上认为需要使用抗病毒药物的流感样病例；其他不明原因的肺炎病例等。

（徐小元）

第五节　麻　疹

测试题

一、填空题

1. 麻疹属于______类传染病类，它的病原是______，传染源是______。
2. 典型麻疹的主要临床表现包括__________、______、______、______、______。
3. 确诊麻疹的方法包括______、______。
4. 应与麻疹鉴别的疾病有______、______、______、______、______。
5. 麻疹常见的急性并发症包括________、________、________、________、________、________。

二、名词解释

1. 口腔科氏斑（麻疹黏膜斑）
2. 异型麻疹
3. 亚急性硬化性全脑炎
4. 先天性风疹综合征

三、选择题

A1型题

1. 麻疹患者应隔离至出疹后
   A. 1天
   B. 3天
   C. 5天
   D. 8天
   E. 10天
2. 出现并发症者的麻疹患者应隔离至出疹后
   A. 8天
   B. 10天
   C. 12天

D. 22天
E. 25天

3. 典型麻疹的出疹顺序为
A. 由颜面、躯干和四肢，到耳后、发根，最后到手足心
B. 由手足心，到耳后、发根，最后到颜面、躯干和四肢
C. 由颜面、躯干和四肢，到手足心，最后到耳后、发根
D. 由耳后、发根，到前额、颜面、颈，自上而下蔓延至躯干和四肢，最后到手足心
E. 由耳后、发根，到手足心，最后到颜面、躯干和四肢

4. 接种首剂麻疹疫苗的时间为
A. 2月龄
B. 6月龄
C. 8月龄
D. 10月龄
E. 11月龄

5. 以下哪项对麻疹的早期诊断最有价值
A. 发热
B. 呼吸道症状
C. 呕吐和腹泻
D. 科氏斑（口腔黏膜斑）
E. 皮疹

6. 最有效预防麻疹的措施为
A. 应用免疫球蛋白
B. 注射麻疹疫苗
C. 应用新鲜血浆
D. 应用维生素A
E. 口服保健品

7. 以下不是麻疹常见并发症的是
A. 支气管肺炎
B. 脑炎
C. 肾炎
D. 心肌炎
E. 喉炎

8. 典型麻疹皮疹的特点是
A. 红色斑丘疹，疹间皮肤充血，疹退后色素沉着、脱屑
B. 出血性斑丘疹，疹间皮肤充血，疹退后无色素沉着
C. 红色斑丘疹，疹间皮肤正常，疹退后色素沉着、脱屑
D. 红斑、丘疹和水疱同时存在，疹退后色素沉着
E. 出血性斑丘疹，疹间皮肤正常，疹退后无色素沉着

A2 型题

1. 患者，男，22岁，因发热6天、伴皮疹2天来诊。6天前患者无诱因发热，最高体温达39.8℃，伴畏寒，无寒战，伴流涕、干咳、流泪增多，腹泻每天2次。自服退热药，体温可稍降。2天前发现面部皮疹，无明显痒感。查体：结膜充血，面颈部和上胸部可见淡红色充血性斑丘疹，大小不等，压之退色，疹间皮肤正常。双侧颊黏膜均可见小片状白色膜状物。双肺未闻及明显干、湿啰音，心律齐。实验室检查：周围血白细胞计数6.1×10^9/L，中性粒细胞44%，淋巴细胞46%。最可能的诊断是
A. 风疹
B. 麻疹
C. 猩红热
D. 药物疹
E. 肠道病毒感染

2. 患儿，男，4岁。发热4天，伴皮疹2天来诊。患儿于4天前骤起高热，最高体温达39.7℃，精神尚可，曾间断服用退热药。2天前面颈部和躯干出现淡红色斑丘疹，直径2～3mm。查体：耳后、颈部多处淋巴结肿大。此患者可能的诊断是
A. 风疹
B. 麻疹

C. 猩红热

D. 药物疹

E. 肠道病毒感染

B1 型题

(1～4 题共用备选答案)

A. 呼吸道传播

B. 消化道传播

C. 蜱叮咬

D. 蚊子叮咬

E. 血液传播

1. 麻疹的主要传播途径是
2. 细菌性痢疾的主要传播途径是
3. 疟疾的主要传播途径是
4. 乙型脑炎的主要传播途径是

A3/A4 型题

(1～4 题共用题干)

患者，女，23 岁，因发热 5 天，伴皮疹 1 天来诊。5 天前患者无诱因发热，最高体温达 39.4℃，伴畏寒，无寒战，伴流涕、干咳、流泪增多，自服退热药，体温可稍降。1 天前发现面部皮疹，无明显痒感。查体：结膜充血，面颈部和上胸部可见淡红色充血性斑丘疹，大小不等，压之退色，疹间皮肤正常，双侧颊黏膜均可见小片状白色膜状物。双肺未闻及明显干、湿啰音，心律齐。血常规：白细胞计数 5.9×10^9/L，中性粒细胞 41%，淋巴细胞 46%。

1. 该患者最可能的诊断是

A. 风疹

B. 猩红热

C. 麻疹

D. 药物疹

E. 流行性感冒

2. 该疾病的主要传播途径是

A. 蜱叮咬

B. 蚊子叮咬

C. 消化道传播

D. 呼吸道传播

E. 血液传播

3. 为了明确诊断，临床工作中最常用以下哪项检查

A. 血液培养

B. 血清特异性抗体 IgM

C. 分离病毒

D. 皮疹穿刺液涂片

E. 咽拭子培养

4. 该患者处理不当的是

A. 呼吸道隔离

B. 加强休息

C. 报告传染病报告卡

D. 营养支持

E. 积极退热治疗

四、简答题

1. 简述麻疹的定义。
2. 麻疹的传染源和传播途径是什么?
3. 试述典型麻疹的分期和临床表现。
4. 非典型麻疹主要包括哪几类?
5. 麻疹常见的急性并发症有哪些?
6. 试述麻疹的治疗原则。

参考答案

一、填空题

1. 乙　麻疹病毒　患者

2. 发热　上呼吸道症状　眼结膜炎　皮肤斑丘疹　口腔黏膜斑
3. 分离到麻疹病毒　血清特异性抗体 IgM 阳性
4. 风疹　幼儿急疹　药物疹　猩红热　肠道病毒感染
5. 支气管肺炎　心肌炎　肝炎　喉炎　中耳炎　脑炎

二、名词解释

1. 口腔科氏斑　又称为麻疹黏膜斑，是指麻疹患者于发热 2～3 天出现的口腔两颊黏膜处斑点，为直径 0.5～1.0mm 的灰白色小点，周围红晕。最初只有几个，在 1～2 天内逐渐增多，互相融合，亦可见于唇内、牙龈和上腭等处，持续 2～3 天后消失，此即科氏斑，为麻疹的临床特征，对早期诊断有重要意义。

2. 异型麻疹　又称为非典型麻疹综合征，主要见于接种过麻疹疫苗后再次感染麻疹病毒的儿童或青年。以接种疫苗到发病时间一般为数月至数年，其发病机制不明，目前认为可能是一种迟发型变态反应。前驱期持续 2～3 天，后进入出疹期，出疹顺序及皮疹形态均不典型，多无科氏斑。皮疹可从掌跖、四肢开始，形态多样，有斑丘疹、疱疹、瘀点或荨麻疹，伴四肢水肿，皮疹常在 2 周内消退。常见的并发症是肺炎、胸腔积液和肺门淋巴结肿大。本病少见，表现不典型，临床诊断较为困难，需要实验室检查协助诊断。

3. 亚急性硬化性全脑炎　是麻疹的远期并发症，为亚急性进行性脑炎，发生率为 1/100 万～4/100 万。潜伏期为数月至数年，以 2～10 年为多。起病缓慢，通常以轻微智力下降为首发症状，最具特征的表现是节律性肌阵挛。晚期大脑皮质功能几乎完全丧失，最后因循环衰竭或继发感染而死亡。病理变化主要为脑组织退行性病变，特征性表现为核内包涵体。实验室检查表现为脑脊液和血清麻疹抗体滴度升高。该病目前无疗效肯定且持久的治疗方法，脑室内注射 α-干扰素联合口服异丙肌苷是目前最有效的方法。

4. 先天性风疹综合征　是指风疹病毒感染妊娠早期的孕妇时所出现的胎儿发育迟缓、胎儿畸形、死胎、流产或早产和脑瘫等表现。

三、选择题

A1 型题

1. C　2. B　3. D　4. C　5. D　6. B　7. C　8. C

A2 型题

1. B　2. A

B1 型题

1. A　2. B　3. D　4. D

A3/A4 型题

1. C　2. D　3. B　4. E

四、简答题

1. 麻疹是由麻疹病毒感染引起的急性呼吸道传染病。主要临床表现包括发热、上呼吸道炎症、眼结膜炎、皮肤斑丘疹、科氏斑，可并发支气管肺炎、心肌炎、肝炎和中耳炎等。本病传染性强，病后有持久免疫力。

2. 麻疹患者是唯一的传染源。麻疹病毒主要通过空气飞沫经呼吸道传播，经衣服和用具等间接传播者少见。

3. 典型麻疹分为三期。

(1) 前驱期：持续3～4天，主要表现包括发热、上呼吸道症状、眼部症状和科氏斑，也可有消化道症状。部分患者可有恶心、呕吐、腹泻等消化道表现。

(2) 出疹期：多于发热3～5天后进入此期，但也可短至2天，长达9天。全身中毒症状加重，体温可达40℃，可伴嗜睡、烦躁、谵妄和抽搐。皮疹先见于耳后、发际，渐及前额、面、颈，自上而下蔓延至躯干及四肢，最后达手掌及足底，2～5天布满全身。皮疹初为稀疏、淡红色充血性斑丘疹，大小不等，压之退色，疹间皮肤正常。高峰时皮疹增多，部分融合，转为暗红色，压之不退，甚至为出血性皮疹。全身淋巴结及肝、脾轻度肿大，肺部可闻及啰音。X线胸片可见肺纹理增多、肺部弥漫性浸润。

(3) 恢复期：出疹3～5天后，发热开始减退，全身症状减轻，精神、食欲好转，咳嗽减轻。皮疹按出疹顺序消退，可留浅褐色色素斑，伴糠麸样脱屑，持续1～2周。无并发症者总恢复期为10～14天。

4. 非典型麻疹主要包括以下三类：

(1) 轻型麻疹：前驱期短，临床表现较轻，上呼吸道症状轻，出疹期短，皮疹稀疏，无科氏斑，并发症少。病程短暂，2～5天复原。

(2) 重型麻疹：见于体弱多病、营养不良、免疫功能低下或继发严重细菌感染者，病情凶险，病死率高。患者中毒症状重，可发生循环衰竭和中枢神经系统症状。皮疹可呈出血性，融合成瘀斑，可伴内脏出血，即出血性麻疹。皮疹也可表现为疱疹，内含澄清液，周围有红晕，有时融合成大疱。

(3) 异型麻疹：又称非典型麻疹综合征，主要见于接种过麻疹疫苗再次感染麻疹病毒的儿童或青年，从接种疫苗到发病的时间一般为数月至数年。其发病机制不明，目前认为可能是一种迟发型变态反应。前驱期持续2～3天，后进入出疹期，出疹顺序及皮疹形态均不典型，多无科氏斑。

5. (1) 支气管肺炎：多见于婴幼儿，出疹期1周内最常见，占麻疹患儿死因的90%以上。麻疹病毒性肺炎多不严重，随麻疹的隐退而好转。当继发细菌性或其他病毒性肺炎时，病情加重，病死率高。

(2) 心肌炎：多见于婴幼儿，见于重型麻疹或并发肺炎和营养不良的小儿，可导致心肌缺氧和心力衰竭。

(3) 肝炎：儿童和成人均可发生，成年患者中更为常见，其发生肝损害的比例超过一半。常见ALT和AST升高，也可见胆红素升高。多预后良好。

(4) 喉炎：多见于婴幼儿，因小儿喉腔狭小，喉部组织水肿，分泌物增多，极易造成喉梗阻而窒息致死。

(5) 中耳炎：较常见于儿童，部分患儿可出现重度或极重度耳聋，常为双侧性。发作时急缓不一，不易复原。

(6) 脑炎：多见于出疹后2～6天，也可发生于出疹后3周内，与麻疹病情轻重无关。临床表现与其他病毒性脑炎相似。病死率较高，部分患者有智力减退、强直性瘫痪、癫痫等后遗症。

6. 本病无特效疗法。主要为对症治疗，加强护理及防治并发症。进行呼吸道隔离，卧床休息，加强护理，营养支持，补充维生素A，慎用退热药物。对高热有惊厥倾向伴烦躁不安者，可给予小剂量退热剂。头部冷敷，可给予镇静剂。咳嗽重者可给予适量镇咳剂，并行超声雾化吸入。并应针对常见的并发症进行治疗，如支气管肺炎、心肌炎、肝炎、喉炎、中耳炎和脑炎。

（徐京杭）

第六节 水痘和带状疱疹

测试题

一、填空题

1. 水痘和带状疱疹是由同一种病毒，即______病毒感染所引发的两种不同的急性传染病。其中______为原发感染，临床特征是________________________。

2. 水痘皮疹呈现多形性，初为______，数小时后变为______，并发展为______，1～2天后开始__________。

3. 带状疱疹是潜伏于人体__________神经节的水痘-带状疱疹病毒经再激活后引起的皮肤损害。

二、名词解释

带状疱疹

三、选择题

A1 型题

1. 有关水痘的说法正确的是
   A. 夏秋季节多发
   B. 通过消化道进行传播
   C. 病后不获得持久免疫力，还会再患水痘
   D. 儿童发病率高
   E. 皮疹沿周围神经支配的皮肤分布

2. 有关带状疱疹的说法正确的是
   A. 皮疹分布以躯干及头面部为主
   B. 皮疹沿身体单侧体表神经分布
   C. 带状疱疹的诊断依据是实验室检查
   D. 带状疱疹痊愈后不会复发
   E. 带状疱疹主要由外源性感染所致

3. 有关水痘的治疗，说法错误的是
   A. 水痘患者应隔离至全部疱疹结痂为止
   B. 发热期需卧床休息
   C. 继发细菌感染时应尽早使用抗菌药物
   D. 合并脑炎且出现脑水肿时应脱水治疗
   E. 需早期使用糖皮质激素进行治疗

A2 型题

患者，男，5 岁，因发热伴皮疹 2 天入院。入院后测体温 39.2℃。查体：急性热病容，咽部充血，躯干、头面部及四肢近端均可见皮疹，为红斑疹、丘疹、疱疹、脓疱疹等不同形态的皮疹。疱疹大多形态饱满，疱疹液清亮，个别皮疹已结痂。血常规：白细胞计数为 3.3×10^9/L。幼儿园中有相似表现的孩子。本病最可能的疾病是

A. 水痘
B. 带状疱疹
C. 麻疹

D. 药物疹

E. 风疹

B1 型题

(1～3 题共用备选答案)

A. 柯萨奇病毒

B. HSV-1

C. HSV-2

D. 水痘-带状疱疹病毒

E. HPV

1. 能引起水痘的病毒是
2. 能引起手足口病的病毒是
3. 能引起带状疱疹的病毒是

A3/A4 型题

(1～4 题共用题干)

患者，女，45 岁，因发热、乏力 3 天，皮疹 2 天入院。患者自诉 3 天前出现发热、乏力，左侧腰部皮肤持续烧灼样疼痛，不可触碰。2 天前疼痛范围内出现皮疹，疼痛加剧，难以忍受，故来我院就诊。查体：痛苦面容，咽部充血，左腰肋部可见散在斑片状红晕、丘疹及水疱，面积 6cm×8cm，呈带状分布。既往体健。

1. 本病最可能的疾病是

A. 水痘

B. 带状疱疹

C. 麻疹

D. 药物疹

E. 荨麻疹

2. 该疾病的主要传播途径是

A. 只能经呼吸道传播

B. 消化道是主要的传播途径

C. 只能经接触传播

D. 主要是潜伏性感染的病毒再激活所致

E. 可通过输注血制品进行传播

3. 有关该病的诊断说法正确的是

A. 必须行病毒分离才可诊断

B. 必须对患者呼吸道上皮细胞中的病毒核酸进行检测

C. 必须依据血细胞分析的结果进行诊断

D. 无论病例是否典型均需有实验室检查依据才可诊断

E. 根据患者单侧性、带状排列的疱疹并伴有神经痛可以诊断

4. 有关该病治疗的说法错误的是

A. 利巴韦林是最有效的抗病毒药

B. 治疗原则以止痛、抗病毒和预防继发感染为主

C. 抗病毒治疗可选用阿昔洛韦，也可试用阿糖腺苷

D. 疱疹局部使用阿昔洛韦乳膏涂抹可缩短病程

E. 神经痛剧烈者，可给予镇痛药

四、简答题

1. 简述水痘皮疹的特征。
2. 简述水痘的传染源及传播途径。
3. 简述带状疱疹的皮疹特点。

参考答案

一、填空题

1. 水痘-带状疱疹　水痘　分批出现的全身性斑丘疹
2. 红色斑疹　丘疹　疱疹　结痂
3. 感觉

二、名词解释

带状疱疹是潜伏于人体感觉神经节的水痘-带状疱疹病毒经再激活后引起的皮肤损害。其临床特征为沿身体单侧体表神经分布的相应皮肤出现带状分布的成簇水泡，并伴有局部神经痛。

三、选择题

A1 型题

1. D 2. B 3. E

A2 型题

A

B1 型题

1. D 2. A 3. D

A3/A4 型题

1. B 2. D 3. E 4. A

四、简答题

1. 水痘皮疹呈现多形性。初为红色斑疹，数小时后变为丘疹，并发展为疱疹，1～2 天后开始结痂，1 周左右痂皮开始脱落。如继发感染，则会形成脓疱，结痂及脱痂时间会延长。

2. 患者是水痘的唯一传染源，病毒存在于患者的上呼吸道及疱疹液中，发病前 1～2 天至皮疹完全结痂均有传染性。传播途径主要是通过呼吸道飞沫和直接接触传播，也可通过接触被污染的用具传播。

3. 初期出现沿着神经节段分布的局部皮肤灼痒、疼痛和感觉异常，1～3 天后沿着周围神经分布区域出现成簇的红色斑丘疹，很快发展为疱疹，沿神经支配的皮肤呈带状排列，并伴有显著的神经痛。

（杨　慧）

第七节　流行性腮腺炎

测试题

一、填空题

1. 腮腺炎病毒是属于__________科、________属的单股______病毒。

2. 流行性腮腺炎的传染源主要是__________及__________。

3. 流行性腮腺炎的腮腺肿大是以_______为中心，向_____、_____、_____发展。

4. 腮腺炎患者因_______阻塞，当进食_____食物时，促使__________分泌而疼痛加剧。

5. 腮腺肿大前______天及肿大后______天有传染性。

二、名词解释

流行性腮腺炎

三、选择题

A1 型题

1. 流行性腮腺炎的临床特点是
   A. 通常只侵犯单侧腮腺
   B. 腮腺管口红肿，有脓性分泌物
   C. 腮腺肿大以耳垂以下最为明显
   D. 腮腺肿大以耳垂为中心
   E. 腮腺局部皮肤出现红、肿、热、痛
2. 关于流行性腮腺炎，下列哪项是错误的
   A. 病理特征是腮腺化脓性炎症
   B. 造成两次病毒血症
   C. 是一种多器官受累的疾病
   D. 腮腺炎病毒从呼吸道入侵
   E. 不同器官发病的时间不同
3. 关于流行性腮腺炎，正确的是
   A. 病变仅累及腮腺
   B. 并发睾丸炎时易导致不育症
   C. 在人的一生中极少再次发病
   D. 多无发热，局部疼痛不明显
   E. 单纯腮腺炎不会引起血、尿淀粉酶升高
4. 关于流行性腮腺炎，下列哪项是错误的
   A. 人是腮腺炎病毒的唯一宿主
   B. 疫苗接种是本病主要的预防措施
   C. 以抗病毒治疗为主
   D. 重者可短期使用糖皮质激素
   E. 无脑膜炎症状或体征者，也可有脑脊液白细胞计数升高
5. 关于流行性腮腺炎，下列哪项是错误的
   A. 少部分患者有发热等前驱症状，大部分患者无前驱症状
   B. 约15%的患者有脑膜炎症状
   C. 部分患者并发睾丸炎后发生不同程度的睾丸萎缩，导致不育症
   D. 睾丸炎常发生于肿大的腮腺开始消退时
   E. 女性腮腺炎患者可发生卵巢炎，一般不影响生育

A2 型题

患者，男，12 岁，因发热、头痛、右侧面颊肿痛 2 天入院。入院时查体：急性病容，右侧面颊以耳垂为中心肿大，边界不清。血常规：白细胞计数为 8×10^9/L。中性粒细胞 64%，淋巴细胞 35%。为了明确诊断，应进行哪项检查
   A. 血、尿淀粉酶
   B. 脑脊液检查
   C. ELISA 法检测血中流行性腮腺炎病毒 IgM 抗体
   D. 异常淋巴细胞检查
   E. 嗜异性凝集试验

A3/A4 型题

(1～3 题共用题干)

患者，男，21 岁，发热 3 天，伴左侧耳前、耳垂偏上部肿痛，进食酸性食物时疼痛加重，体温最高达 39.5℃。查体：左侧面颊以耳垂为中心肿大，边界不清，表面皮肤无红、热，血白细胞计数偏低，分类以淋巴细胞升高为主。

1. 该患者的诊断应首先考虑
   A. 化脓性腮腺炎
   B. 流行性腮腺炎
   C. 传染性单核细胞增多症
   D. 牙周脓肿
   E. 腮腺管口阻塞
2. 为了明确诊断，应进一步采取的检查是

A. ELISA 法检测血中流行性腮腺炎病毒 IgM 抗体
B. 血、尿淀粉酶检查
C. 腮腺管造影
D. 复查血常规
E. 腹部 CT 扫描

3. 在抗病原及对症治疗期间患者的体温再次升高，应警惕

A. 引起睾丸炎等并发症
B. 腮腺炎复发
C. 合并细菌感染
D. 抗病毒药物耐药
E. 诊断错误

四、简答题

1. 简述流行性腮腺炎的临床特征。
2. 简述流行性腮腺炎的诊断依据。

参考答案

一、填空题

1. 副黏液病毒　副黏液病毒　RNA
2. 早期患者　隐性感染者
3. 耳垂　前　后　下
4. 唾液腺管　酸性食物　唾液腺
5. 7　9

二、名词解释

流行性腮腺炎是由腮腺炎病毒引起的急性呼吸道传染病，以腮腺非化脓性炎症、腮腺区肿痛为临床特征，主要发生在儿童和青少年。腮腺炎病毒除侵犯腮腺外，尚能引起脑膜炎、脑膜脑炎、睾丸炎、卵巢炎和胰腺炎等。

三、选择题

A1 型题

1. D　2. A　3. C　4. C　5. C

A2 型题

C

A3/A4 型题

1. B　2. A　3. A

四、简答题

1. 少部分患者有发热、头痛、无力等前驱症状，1～2 天后出现颧骨弓或耳部疼痛，然后出现唾液腺肿大，体温上升，可达 40℃。通常一侧腮腺肿大 2～4 天后又累及对侧。腮腺肿大是以耳垂为中心，向前、后、下发展，使下颌骨边缘不清。进食酸性食物时，促使唾液腺分泌疼痛加剧。腮腺肿大 2～3 天达高峰，持续 4～5 天后逐渐消退。腮腺管口早期常有

红肿。

2. 主要根据有发热和以耳垂为中心的腮腺肿大，结合流行情况和发病前2～3周有接触史，诊断一般不困难。没有腮腺肿大的脑膜脑炎、脑膜炎和睾丸炎等，确诊需依靠血清学检查和病毒分离。

（王勤英）

第八节　流行性乙型脑炎

测试题

一、填空题

1. 流行性乙型脑炎极期最主要的三种凶险症状为__________、__________及__________。

2. 流行性乙型脑炎患者早期频繁抽搐的主要原因是__________、__________。

3. 流行性乙型脑炎是由__________引起的以__________为主的急性中枢神经系统传染病。

4. 流行性乙型脑炎的传播媒介是__________，感染乙脑病毒的__________为主要传染源。

5. 流行性乙型脑炎的主要临床表现是__________、__________及__________，严重患者可有__________及__________。

6. 流行性乙型脑炎按病情轻重可分以下四型：__________、__________、__________及__________。

7. 流行性乙型脑炎的临床分期为__________、__________及__________。

8. 流行性乙型脑炎患者外周血白细胞计数轻度升高，病初__________在80%以上，随后以__________为主，部分患者血象始终正常。

二、名词解释

流行性乙型脑炎重型

三、选择题

A1 型题

1. 流行性乙型脑炎的主要传染源是
   A. 患者
   B. 蚊虫
   C. 猪
   D. 鸟
   E. 鸡
2. 属于人畜共患疾病的是
   A. 流行性脑脊髓膜炎
   B. 流行性乙型脑炎
   C. 伤寒
   D. 霍乱
   E. 细菌性痢疾
3. 流行性乙型脑炎的高发年龄段为
   A. 10岁以下
   B. 10～20岁

C. 21～30 岁
D. 31～40 岁
E. 41 岁以上

4. 流行性乙型脑炎传染过程中最常见的表现是
A. 病原体被消灭或排出体外
B. 病原体携带状态
C. 隐性感染
D. 潜伏性感染
E. 显性感染

5. 流行性乙型脑炎最常见的并发症为
A. 肺不张
B. 败血症
C. 感染
D. 支气管肺炎
E. 褥疮

6. 治疗流行性乙型脑炎脑疝型呼吸衰竭的主要措施是
A. 降温
B. 给予糖皮质激素
C. 给予呼吸兴奋剂
D. 给予脱水剂
E. 给予镇静、解痉剂

7. 患者，男，20 岁，患重症流行性乙型脑炎，出现中枢性呼吸衰竭，应立即采取的措施是
A. 静脉滴注碳酸氢钠
B. 静脉滴注去甲肾上腺素
C. 静脉滴注生理盐水
D. 静脉滴注低分子右旋糖酐
E. 静脉滴注甘露醇

A2 型题

患儿，男，3 岁。急起高热、呕吐，伴频繁抽搐 3 天。体检：嗜睡，颈抵抗（+），心、肺正常，巴宾斯基征阳性。实验室检查：血白细胞 17.5×10^9/L，中性粒细胞 84%。脑脊液：葡萄糖 3.9mmol/L，氯化物 112mmol/L，蛋白质 0.55g/L。最可能的诊断为
A. 流行性脑脊髓膜炎
B. 结核性脑膜炎
C. 中毒性细菌性痢疾
D. 流行性乙型脑炎
E. 脑型痢疾

B1 型题

（1～3 题共用备选答案）
A. 脑膜炎奈瑟菌
B. 肺炎链球菌
C. 乙型脑炎病毒
D. 钩端螺旋体
E. 疟原虫

1. 钩端螺旋体病的病原体是
2. 流行性乙型脑炎的病原体是
3. 流行性脑脊髓膜炎的病原体是

A3/A4 型题

（1～4 题共用题干）

患者，女，8 岁。高热伴头痛及呕吐 2 天，嗜睡半天。体检：颈抵抗（+），巴宾斯基征阳性。实验室检查：血白细胞 13.5×10^9/L，中性粒细胞 80%。脑脊液：糖 4.2mmol/L，氯化物 115mmol/L，蛋白质 0.50g/L。

1. 最可能的诊断为
A. 败血症休克
B. 钩端螺旋体病
C. 中毒性细菌性痢疾
D. 流行性乙型脑炎
E. 流行性脑脊髓膜炎

2. 该患者所患疾病的主要传染源是
A. 蚊子
B. 猪
C. 羊
D. 患者
E. 鼠

3. 为了明确诊断，最需要做下列哪项特殊检查
A. 脑脊液检查生化
B. 血培养
C. 暗视野显微镜下查找钩端螺旋体
D. 大便常规+培养

E. 病原体特异性 IgM 抗体

4. 目前该患者最迫切的治疗措施是

A. 青霉素静脉注射

B. 甘露醇静脉点滴

C. 肌内注射干扰素

D. 口服环丙沙星

E. 口服多西环素

四、简答题

1. 流行性乙型脑炎。
2. 简述流行性乙型脑炎的典型临床表现。
3. 流行性乙型脑炎有什么并发症?
4. 简述流行性乙型脑炎脑脊液的特点。
5. 简述流行性乙型脑炎的诊断标准。

参考答案

一、填空题

1. 高热　惊厥　呼吸衰竭
2. 脑水肿　颅内高压
3. 乙型脑炎病毒　脑实质病变
4. 蚊　猪
5. 高热　剧烈头痛　神志障碍　昏迷抽搐　呼吸衰竭
6. 轻型　普通型　重型　极重型
7. 初期　极期　恢复期
8. 中性粒细胞　淋巴细胞

二、名词解释

体温持续在 40℃或更高，神志呈浅昏迷或昏迷，烦躁不安，常有反复或持续惊厥，瞳孔缩小，对光反射存在，可有定位症状或体征，如肢体瘫痪等。偶有吞咽反射减弱，可出现重度脑水肿症状。病程常在 2 周以上，昏迷时间长者脑组织病变恢复慢，部分患者留有不同程度的后遗症。

三、选择题

A1 型题

1. C　2. B　3. A　4. C　5. D　6. D　7. E

A2 型题

D

B1 型题

1. D　2. C　3. A

A3/A4 型题

1. D　2. B　3. E　4. B

四、简答题

1. 流行性乙型脑炎是由乙型脑炎病毒引起的以脑实质病变为主的急性中枢神经系统传染病。蚊为传播媒介，感染乙脑病毒的猪为主要传染源。主要临床表现是高热、剧烈头痛、神志障碍，严重患者可有昏迷、抽搐及呼吸衰竭，可因严重脑炎、脑水肿及脑疝死亡。

2. 初期：病程第 1～3 日，起病急，高热，体温多为 39～40℃，伴头痛、恶心及呕吐，儿童可有上呼吸道感染症状、精神萎靡或抽搐。

极期：病程第 4～7 日，很少超过 10 日，上述症状加重，以脑实质损害症状突出，如神志障碍、抽搐及呼吸衰竭。恢复期：体温逐渐下降至正常，患者神经精神症状和体征亦日渐好转，多数患者于 2～4 周恢复正常。

3. ①继发感染，最常见的是支气管肺炎。②消化道出血，严重患者可发生呕血、便血，因大量出血发生出血性休克，亦可危及生命。③严重患者可发生成人呼吸窘迫综合征，表现为呼吸困难、缺氧及发绀，血气分析见氧分压及氧饱和度下降，严重者可致死亡。

4. 颅内压升高，脑脊液外观无色透明，白细胞计数多在 $(50\sim500)\times10^6/L$，早期多核细胞升高，2～3 天后则为单核细胞升高，蛋白质轻度升高，糖及氯化物基本正常。少数病例初起时脑脊液检查可正常。

5. ①流行病学资料，有夏秋季发病的明显的季节性，所在地为疫区或近 1 个月内去过疫区，有蚊叮咬史。②临床表现为起病急、高热、剧烈头痛、神志障碍，甚至发生昏迷、抽搐及呼吸衰竭。③实验室检查，血白细胞轻度升高，初期以中性粒细胞升高为主，随后以淋巴细胞为主。脑脊液检查颅内压升高，呈无菌性脑膜炎变化。确诊则需检测血清乙脑特异性 IgM 抗体阳性。

（陆海英）

第九节　肾综合征出血热

测 试 题

一、填空题

1. 肾综合征出血热的传染源主要是________，传播途径包括________传播、________传播、________传播、________传播和________传播。

2. 肾综合征出血热的三大主症是________、________、________。典型病例有五期经过，即________、________、________、________和________。

3. 肾综合征出血热“三痛征”指________、________、________，“三红征”指________、________、________皮肤潮红。

4. 肾综合征出血热少尿期后，每日尿量≥________为进入多尿期的标志。

5. 肾综合征出血热多尿期出现休克的原因是________、________、________。

6. 肾综合征出血热高血容量综合征易诱发________、________、________。

7. 肾综合征出血热发病早期实验室检查血、尿常规，如出现________和________有助于早期诊断。

8. 肾综合征出血热透析疗法的适应证是________、________、________。

二、名词解释

1. 肾综合征出血热　2. 高血容量综合征　3. 酒醉貌

三、选择题

A1 型题

1. 有关肾综合征出血热流行病学特点正确的是
   A. 主要传染源是猪和黑线姬鼠
   B. 传播途径为虫媒、接触和消化道传播
   C. 发病高峰季节为夏秋季
   D. 预防本病的关键是做好防鼠、灭鼠工作
   E. 本病隐性感染率高，病后获得持久免疫力，各型间无交叉免疫

2. 肾综合征出血热的主要传染源是
   A. 患者
   B. 鼠类
   C. 狗、猫
   D. 螨虫
   E. 病原携带者

3. 肾综合征出血热早期休克的主要原因是
   A. 心肌损害
   B. 播散性血管内凝血
   C. 腔道大出血或继发感染
   D. 肾功能不全，水、电解质平衡失调
   E. 小血管通透性增强，血浆外渗，有效循环血容量减少

4. 下列有关肾综合征出血热的描述错误的是
   A. 是自然疫源性疾病
   B. 野鼠是其主要传染源
   C. 高血容量综合征多发生于少尿期
   D. 发病机制和基本病变是播散性血管内凝血
   E. 导泻和透析疗法是解决尿毒症的一种有效方法

5. 脑水肿多发生在肾综合征出血热的
   A. 发热期
   B. 低血压休克期
   C. 少尿期
   D. 多尿期
   E. 恢复期

6. 关于肾综合征出血热发热期的治疗措施错误的是
   A. 抗病毒治疗
   B. 高热时给予强烈发汗退热药
   C. 维生素 K 静脉点滴
   D. 维生素 C 静脉点滴
   E. 地塞米松静脉点滴

7. 肾综合征出血热休克期的首要治疗是
   A. 抗感染
   B. 补充血容量
   C. 纠正酸中毒
   D. 应用扩血管药物
   E. 应用强心剂及糖皮质激素

8. 某肾综合征出血热患者发病第 7 天

时当天总尿量仅为 140ml，血压 160/100mmHg，脉洪大，颜面水肿，颈静脉怒张，两肺底有散在湿啰音。对该患者治疗应采用的措施是

A. 严格控制输液量，给予高效利尿剂及导泻

B. 给予高效利尿剂，纠正酸中毒和血管活性药

C. 应用平衡盐液，降血压、利尿及导泻

D. 采用高渗葡萄糖液，降压、利尿及导泻

E. 纠正酸中毒，降压及利尿

9. 肾综合征出血热受累最明显的器官是

A. 心脏

B. 肺

C. 肝

D. 肾

E. 脑

10. 不属于肾综合征出血热传播途径的是

A. 呼吸道传播

B. 消化道传播

C. 垂直传播

D. 虫媒传播

E. 输血、注射途径传播

11. 不属于肾综合征出血热常见并发症的是

A. 昏迷

B. 继发感染

C. 消化道出血

D. 成人呼吸窘迫综合征

E. 急性心力衰竭、肺水肿

12. 有助于肾综合征出血热早期诊断的是

A. 外周血有异常淋巴细胞

B. 蛋白尿

C. 特异性 IgM 抗体检测

D. 弥散性血管内凝血的实验室证据

E. 红细胞沉降率明显加快

13. 与肾综合征出血热发病机制无关的是

A. 病毒直接损害

B. Ⅲ型变态反应

C. Ⅰ型变态反应

D. 细胞因子和介质的作用

E. 免疫功能缺陷

14. 肾综合征出血热的早期表现是

A. 发热、头痛、腰痛、眼眶痛

B. 发热、头痛、四肢痛、眼眶痛

C. 发热、出血、尿毒症

D. 发热，皮肤有淡红色斑丘疹，压之退色

E. 头痛、呕吐、呼吸困难

A2 型题

1. 患者，男，25 岁，农民，急起发热、全身酸痛入院，伴恶心、呕吐，入院前曾排血尿 200ml。查体：体温 39.5℃，眼睑水肿，腋下可见搔痕样出血点，右臀部可见一大小约 20mm×30mm 的瘀斑。血常规：白细胞 64×10^9/L，血红蛋白 150g/L，中性粒细胞 66%，淋巴细胞 20%，可见幼稚细胞，血小板 80×10^9/L。最可能的诊断是

A. 过敏性紫癜

B. 慢性粒细胞性白血病

C. 急性肾小球肾炎

D. 肾综合征出血热

E. 肾脓肿

2. 患者，男，38 岁，工人，因发热 5 天、无尿 2 天，以“肾综合征出血热”入院。入院后经利尿、对症处理未见好转，并出现烦躁不安、脉搏洪大、体表静脉充盈，血压 180/97mmHg，心率 20 次/分，节律齐。双肺底听诊可闻及细湿啰音。应考虑

A. 尿毒症
B. 高血压脑病
C. 肺部感染
D. 高血容量综合征
E. 高钠血症、高钾血症

B1 型题

（1～3 题共用备选答案）

A. 头孢曲松防治感染
B. 扩充血容量
C. 给予糖皮质激素
D. 血液透析
E. 给予利巴韦林

1. 肾综合征出血热早期休克的主要治疗措施为
2. 肾综合征出血热早期的病原治疗应采用
3. 肾综合征出血热出现高血容量综合征时应采用

A3/A4 型题

（1～3 题共用题干）

患者，男，29 岁，农民。因高热、头痛、腰痛 3 天，无尿 2 天入院。查体：体温 39.7℃，血压 75/45mmHg，神志清，精神差，颈软，结膜充血，软腭散在出血点。血常规：白细胞 17×10^9/L，中性粒细胞 80%，淋巴细胞 18%，可见异常淋巴细胞，血小板 63×10^9/L，尿蛋白（＋＋＋＋）。

1. 有助于诊断的检查是
A. 头部 CT
B. 肾彩超
C. 血培养
D. 凝血机制检测
E. 肾综合征出血热 IgM 抗体检测

2. 患者当前最紧急的治疗是
A. 抗感染
B. 抗休克
C. 降温
D. 血液透析
E. 应用强心药物

3. 目前不适合的治疗措施是
A. 抗病毒
B. 抗休克
C. 应用庆大霉素防治感染
D. 预防弥散性血管内凝血
E. 血液透析

四、简答题

1. 简述肾综合征出血热发热期的临床特点。
2. 简述肾综合征出血热少尿期的临床特点。
3. 简述肾综合征出血热的早期诊断要点。
4. 简述肾综合征出血热发热期的治疗原则。

参考答案

一、填空题

1. 鼠类　呼吸道　消化道　接触　垂直　虫媒
2. 发热　出血　肾损害　发热期　低血压休克期　少尿期　多尿期　恢复期
3. 头痛　腰痛　眼眶痛　颜面　颈部　上胸部
4. ≥3000ml
5. 出血　继发感染　电解质平衡失调
6. 肺水肿　脑水肿　心力衰竭

7. 血小板减少　蛋白尿

8. 明显的氮质血症　高血钾　高血容量综合征

二、名词解释

1. 肾综合征出血热　又称流行性出血热，是由汉坦病毒引起的自然疫源性疾病。临床上以短期发热，而后出现休克、出血和急性肾衰竭为主要表现。典型病例有“三大主症”和五期经过。

2. 高血容量综合征　多发生在肾综合征出血热少尿期，潴留在体内的液体大量回吸收，从而引起血容量明显增多，患者出现烦躁不安、头痛、心慌、颈静脉怒张、血压升高、脉压加大、全身水肿，及肺底部细湿啰音。严重者可诱发心功能不全、肺水肿和脑水肿。

3. 酒醉貌　肾综合征出血热患者因毛细血管损伤，出现眼结膜出血，颜面、颈部、胸部充血发红，似酒醉。

三、选择题

1. D　2. B　3. E　4. D　5. C　6. B　7. B　8. A　9. D　10. E　11. A　12. C　13. E　14. A

A2 型题

1. D　2. D

B1 型题

1. B　2. E　3. D

A3/A4 型题

1. E　2. B　3. C

四、简答题

1. 肾综合征出血热发热期的主要表现有发热及全身中毒症状、血管损伤和肾损伤的症状。起病急，高热，以弛张热或稽留热为多，一般持续 3～7 日，伴疲乏无力、明显的消化道症状、“三痛”（头痛、腰痛和眼眶痛）、“三红征”（颜面、颈部及上胸部皮肤潮红）。另外，可有眼睑、球结膜和颜面水肿，皮肤黏膜有瘀点、瘀斑等。肾区有叩击痛。尿常规检查出现蛋白尿。

2. 肾综合征出血热少尿期多出现在病程的 5～8 天，一般以尿量＜400ml/d 为进入本期的标志，持续 2～5 天，患者迅速出现急性肾衰竭，表现为少尿或无尿，尿色加深，甚至血尿，出现厌食、恶心、呕吐、顽固性呃逆、腹胀、腹泻、便血等尿毒症症状。有的出现高血容量综合征、代谢性酸中毒和电解质紊乱等。

3. ①流行季节：5—7 月或 10 月至次年 1 月为发病高峰，在病前 2 个月内到过疫区，或有与鼠类或其排泄物的接触史，有参考价值。②临床表现：起病急，畏寒高热，有明显的疲乏无力、“三痛”“三红”、血浆外渗体征及消化道症状，皮肤、黏膜出现瘀点，多见于软腭及腋下。③血常规：白细胞增多，出现异型淋巴细胞，血小板减少。尿中可出现蛋白质。④血清学检查：血清中特异性 IgM 抗体阳性、IgG 抗体滴度 4 倍以上升高有助于诊断。

4. 对肾综合征出血热发热期以抗病毒、减轻中毒症状、减少外渗、预防弥散性血管内凝血为主。患者及早卧床休息，给予利巴韦林抗病毒，并给予高热量、营养丰富、易消化的食物，呕吐重者给甲氧氯普胺（灭吐灵）等；对高热以物理降温为主，不用强烈发汗退热药，中毒症状重者可给予地塞米松等；酌情应用丹参注射液或低分子右旋糖酐静脉滴注，以降低血液黏滞性，提高血浆渗透压，减少外渗，预防弥散性血管内凝血。

（刘耀敏）

第十节　登革热

测试题

一、填空题

1. 登革热是由______引起、由______传播的一种急性传染病。

2. ________和______是登革热的主要传染源。

3. 登革病毒属B组______________，______________科______________属，单股正链____________病毒。

4. 登革热的传播媒介为伊蚊，最主要的是______和________。

5. 登革热的发病季节在我国广东、广西省为__________月，海南省为__________月。

6. 登革出血热的病理变化为______________________，导致____________及__________。

7. 登革热的临床分型为______________、______________、____________。

8. 登革热的临床特征是______________、______________、______________，部分患可有______________和______________。

9. 登革热严重者可出现____________、____________。

10. 感染登革热后对__________有免疫力，并可维持多年。

二、名词解释

1. 登革热　　2. 双峰热

三、选择题

A1 型

1. 登革热的传播媒介是
   A. 白蛉
   B. 跳蚤
   C. 体虱
   D. 伊蚊
   E. 螨虫

2. 登革热的病毒是
   A. 单股正链 RNA 病毒
   B. 单股负链 RNA 病毒
   C. 单股正链 DNA 病毒
   D. 双股正链 RNA 病毒
   E. 双股正链 DNA 病毒

3. 登革热的主要传染源是
   A. 患者
   B. 带病毒的家畜

C. 患者和隐性感染者
D. 恢复期感染者
E. 隐性感染者

4. 登革热的发热特点是
A. 起病急，寒战，随之体温迅速升高，一般持续5～7天，然后骤降至正常
B. 起病慢，低热，可持续数月
C. 起病急，寒战，随之体温迅速升高，一般持续5～7天，然后逐渐降至正常
D. 起病急，体温迅速升高，一般持续1～2天，退热后出皮疹
E. 起病慢，体温逐渐升高，持续14～20天，然后逐渐降至正常

5. 登革热的治疗措施是
A. 以抗病毒为主
B. 以抗感染治疗为主
C. 以对症综合治疗为主
D. 观察，不需要治疗
E. 需联合抗病毒及抗感染治疗

6. 登革热的传播途径是
A. 白蛉叮咬
B. 跳蚤叮咬
C. 体虱叮咬
D. 螨虫叮咬
E. 伊蚊叮咬

7. 我国登革热的临床分型为
A. 典型登革热、轻型登革热和登革出血热
B. 典型登革热、轻型登革热和重型登革热
C. 典型登革热、登革出血热和重型登革热
D. 典型登革热、登革热休克综合征和重型登革热
E. 典型登革热、登革热休克综合征和登革出血热

8. 登革热血常规的变化特点是
A. 白细胞总数增加，中性粒细胞百分比升高，血小板正常，无异常淋巴细胞
B. 白细胞总数减少，中性粒细胞百分比降低，血小板减少，有异形淋巴细胞
C. 白细胞总数减少，中性粒细胞百分比降低，血小板正常，无异形淋巴细胞
D. 白细胞总数正常，中性粒细胞百分比正常，血小板正常，无异形淋巴细胞
E. 白细胞总数增加，中性粒细胞百分比降低，血小板正常，有异形淋巴细胞

A2 型题

患者，男，32岁，因高热，伴骨、关节疼痛2天来诊。患者为广东人，到北京旅游。体检：体温39.5℃，躯干可见多个斑丘疹，腹股沟可触及肿大淋巴结，双膝关节外观无红肿，有压痛。血常规：白细胞总数 $3.1\times10^9/L$，中性粒细胞45 %，淋巴细胞45%，异形淋巴细胞10%，血小板 $78\times10^9/L$。最可能的诊断是
A. 布鲁菌病
B. 疟疾
C. 传染性单核细胞增多症
D. 败血症
E. 登革热

B1 型题

（1～3题共用备选答案）
A. 输入被污染的血制品
B. 伊蚊叮咬
C. 鼠蚤叮咬
D. 进食不洁食品
E. 蜱叮咬

1. 登革热的传播途径是
2. 急性细菌性痢疾的传播途径是
3. 地方性斑疹伤寒的传播途径是

A3/A4 型题

（1～4题共用题干）

患者，女，28岁。高热伴关节剧痛2天就诊。患者发病前2周曾去广东旅游。体检：体温39.3℃，脉搏110次/分，血压120/80mmHg，呼吸23次/分，腹股沟可触及肿

大淋巴结，双膝关节外观无红肿，有压痛。血液检查：白细胞总数 3.3×10^9/L，中性粒细胞 40%，淋巴细胞 45%，异形淋巴细胞 15%，血小板 67×10^9/L。

1. 最可能的诊断是
   A. 登革热
   B. 败血症
   C. 传染性单核细胞增多症
   D. 流行性感冒
   E. 布鲁菌病
2. 该疾病的传播媒介是
   A. 钉螺
   B. 螨虫
   C. 伊蚊
   D. 体虱
   E. 鼠蚤
3. 为了明确诊断，最需要做以下哪项特殊检查
   A. 甲型流感病毒抗原
   B. 血涂片查找疟原虫
   C. 查 EB 病毒 IgM 抗体
   D. 查登革热病毒抗体
   E. 血液培养
4. 该患者最适宜的治疗是
   A. 对症治疗为主
   B. 青霉素静脉注射
   C. 肌内注射干扰素
   D. 口服青蒿素
   E. 口服多西环素

四、简答题

1. 登革热的传染源是什么？它的传播途径是什么？
2. 简述登革热的典型临床表现。
3. 登革热有哪些并发症？

参考答案

一、填空题

1. 登革病毒　伊蚊
2. 患者　隐性感染者
3. 虫媒病毒　黄病毒　黄病毒　RNA
4. 埃及伊蚊　白伊蚊
5. 5—10　3—10
6. 全身微血管损害　血浆蛋白渗出　出血
7. 典型登革热　轻型登革热　重型登革热
8. 高热　全身肌肉、骨及关节疼痛　皮疹　淋巴结肿大
9. 登革出血热　登革休克综合征
10. 同型病毒

二、名词解释

1. 登革热是登革病毒引起、伊蚊传播的一种急性传染病，患者和隐性感染者是主要传染源。临床特征为起病急骤、高热，全身肌肉、骨及关节痛，部分患者可有皮疹和淋巴结肿大，严重者可出现登革出血热或登革休克综合征。

2. 登革热部分病例于第 3～5 天体温降至正常，1 天后又再次升高，称为双峰热或鞍形热。

三、选择题

A1 型题

1. D　2. A　3. C　4. A　5. C　6. E　7. B　8. B

A2 型题

E

B1 型题

1. B　2. D　3. C

A3/A4 型题

1. A　2. C　3. D　4. A

四、简答题

1. 登革热的传染源是患者和隐性感染者，传播途径是通过伊蚊叮咬人。

2. 登革热的典型临床表现为：

(1) 发热：起病急，先寒战，随之体温迅速升高，24 小时内可达 40℃。一般持续 5～7 天，然后骤降至正常。

(2) 全身毒血症状：发热时伴全身症状，如头痛、腰痛，尤其骨、关节剧烈疼痛，严重者影响活动。可有食欲下降、恶心、呕吐、腹痛、腹泻等消化道症状。

(3) 皮疹：病程 3～6 天出现，多为斑丘疹或麻疹样皮疹，有痒感，皮疹持续 5～7 天。

(4) 出血：有不同程度的出血，如牙龈出血、鼻出血、消化道出血、咯血和血尿等。

(5) 其他：浅表淋巴结肿大、肝增大，谷丙转氨酶升高，个别病例可出现黄疸。

3. 登革热的并发症有：

(1) 急性血管内溶血，多见于葡萄糖-6-磷酸脱氢酶缺乏的患者，可出现黄疸和血红蛋白尿。

(2) 个别患者可出现烦躁不安、妄想等精神症状。

(3) 部分患者出现肝增大，血清转氨酶升高，胆红素多正常。

(4) 其他并发症：心肌炎、尿毒症、吉兰-巴雷综合征及眼部病变等。

（陆海英）

第十一节　传染性单核细胞增多症

测试题

一、填空题

1. 引起传染性单核细胞增多症的病原是______。

2. 传染性单核细胞增多症的传染源是______和__________，主要传播途径是______传播。

二、名词解释

1. 传染性单核细胞增多症　　2. 嗜异性凝集试验

三、选择题

A1 型题

1. 关于传染性单核细胞增多症下列哪项是错误的
   A. 多数病程为 1～3 周
   B. 少数病程可达数月
   C. 部分患者有前驱症状
   D. 潜伏期长者可达 49 天
   E. 35 岁以上患者多见
2. 可引起血液中单个核细胞增多的病原体不包括
   A. EB 病毒
   B. 巨细胞病毒
   C. 风疹病毒
   D. 腺病毒
   E. 链球菌
3. 关于传染性单核细胞增多症的治疗哪项是错误的
   A. 对症治疗
   B. 休息
   C. 隔离
   D. 继发细菌感染者可使用阿莫西林
   E. 抗病毒药物的疗效有待证实

A2 型题

1. 患者，男，19 岁。发热 13 天，体温最高达 40℃，曾有咽痛。查体可见咽部发红，扁桃体Ⅱ度肿大，表面覆盖白膜。颈部可触及多个肿大的淋巴结，直径 1～2cm，中等硬度，无粘连，压痛不明显。实验室检查：白细胞 40×10^9/L，淋巴细胞 76%，其中异形淋巴细胞 30%。血清 ALT 226 IU/L，总胆红素 30μmol/L。用莫西沙星治疗 3 天无效。最可能的诊断是
   A. 传染性单核细胞增多症
   B. 病毒性肝炎
   C. 化脓性扁桃体炎
   D. 淋巴瘤
   E. 白血病
2. 患者，男，20 岁。发热 5 天，体温 37.8℃，曾有咽痛。伴腹泻 2 天，水样便，每日 3～5 次。查体：颈后淋巴结肿大，软腭可见出血点，腹部超声检查提示脾增大。实验室检查：血白细胞 11×10^9/L，淋巴细胞 60%，其中异形淋巴细胞 10%。血清 ALT 116 IU/L。尿常规未见异常。最可能的诊断是
   A. 急性肠炎
   B. 病毒性肝炎
   C. 肾综合征出血热
   D. 血液病
   E. 传染性单核细胞增多症

B1 型题

(1～5 题共用备选答案)

A. 血白细胞正常
B. 血白细胞明显升高
C. 血白细胞正常或偏低
D. 血白细胞升高，单个核细胞占 60%以上
E. 血白细胞升高，单个核细胞占 60%以上，其中异形淋巴细胞占 10%以上

1. 传染性单核细胞增多症
2. 化脓性细菌感染
3. 革兰阴性杆菌感染
4. 病毒性肝炎
5. 流行性脑脊髓膜炎

A3/A4 型题

(1～3 题共用题干)

患者，男，16 岁，发热、咽痛 15 天来

诊。15 天前全身不适，鼻塞 6 天。查体：颈部可触及多个肿大淋巴结，咽部发红，扁桃体Ⅱ度肿大，覆有白膜。血白细胞 $20\times10^9/L$，淋巴细胞 66%，异形淋巴细胞 28%。

1. 该患者最可能的诊断为
   A. 急性扁桃体炎
   B. 急性咽炎
   C. 急性淋巴结炎
   D. 细菌感染
   E. 传染性单核细胞增多症
2. 为了确诊需进一步检查的是
   A. 特异性抗体
   B. 红细胞沉降率
   C. 尿常规
   D. 骨髓细胞学检查
   E. 复查血常规
3. 治疗选择
   A. 氨苄西林
   B. 对症治疗
   C. 阿莫西林
   D. 干扰素
   E. 糖皮质激素

(4～6 题共用题干)

患者，女，18 岁。发热、咽痛 12 天，体温最高达 39.6℃，伴寒战、腹痛。查体：颈部可触及多个肿大淋巴结，咽部发红，扁桃体Ⅱ度肿大。肝肋下 2cm，脾肋下似可触及。血白细胞 $16\times10^9/L$，淋巴细胞 61%，异形淋巴细胞 11%。

4. 该患者最可能的诊断是
   A. 传染性单核细胞增多症
   B. 链球菌感染
   C. 巨细胞病毒感染
   D. 甲肝病毒感染
   E. 风疹病毒感染
5. 进一步确诊首选的检查是
   A. 血液培养
   B. EB 病毒抗体 IgM
   C. 巨细胞病毒抗体 IgM
   D. 乙肝病毒抗体
   E. 肝功能检查
6. 血清学检查结果显示特异性抗体 IgM 阳性，治疗选择
   A. 阿莫西林
   B. 更昔洛韦
   C. 对症治疗
   D. 保肝治疗
   E. 氨苄西林

四、简答题

1. 为何 EB 病毒主要感染 B 细胞？
2. 传染性单核细胞增多症病理改变的特征是什么？

参考答案

一、填空题

1. EB 病毒
2. 患者　EB 病毒携带者　经口

二、名词解释

1. 传染性单核细胞增多症是 Epstein-Barr 病毒（EB 病毒）引起的急性自限性传染病。临床特征为发热、咽痛，肝、脾、淋巴结肿大，外周血淋巴细胞显著增多，并出现异形淋巴

细胞，血清抗 EB 病毒阳性。

2. 传染性单核细胞增多症患者血清中嗜异性抗体（IgM）可使绵羊或马的红细胞凝集，且不被豚鼠的肾细胞吸附，效价在 1∶64 以上为阳性，阳性率为 80%～90%。

三、选择题

A1 型题

1. E 2. E 3. C

A2 型题

1. A 2. E

B1 型题

1. E 2. B 3. C 4. C 5. B

A3/A4 型题

1. E 2. A 3. B 4. A 5. B 6. C

四、简答题

1. 因为 B 细胞表面有 EB 病毒受体。

2. 病理改变的特征为淋巴组织增生，淋巴细胞、单核-巨噬细胞高度增生以及淋巴结肿大。

（蔺小红）

第十二节 艾滋病

测试题

一、填空题

1. HIV 是一种________病毒，主要的传播途径为________、________、________。

2. HIV 主要通过外膜糖蛋白________侵犯带有________的细胞。

3. HIV 感染后的临床三期是指________、________、________。

4. 目前常用的六类抗 HIV 药物包括________、________、________、________、________、________。

二、名词解释

1. 机会性感染　　2. 肺孢子菌肺炎　　3. 卡波西肉瘤

三、选择题

A1 型题

1. HIV 病毒为

A. 单股 DNA 病毒

B. 双股 DNA 病毒

C. 朊病毒

D. 单股 RNA 病毒

E. 双股 RNA 病毒

2. HIV 的感染途径不包括

A. 同性性行为

B. 异性性行为

C. 输血

D. 母婴垂直传播

E. 日常接触传播

3. HIV 与 $CD4^+$ T 淋巴细胞结合的外膜蛋白是

A. gp120

B. gp41

C. p24

D. p18

E. p6

4. 下列哪些不是艾滋病常见的机会性感染

A. 隐球菌脑膜炎

B. 梅毒

C. 肺孢子虫肺炎

D. 弓形虫脑病

E. 巨细胞病毒视网膜炎

A2 型题

1. 患者，男，29 岁，未婚，外企职员，在国外曾工作 7 年，有同性性行为。近 2 周出现持续高热、进行性加重的呼吸困难，伴有咳嗽，咳少量白痰。外院检查，血白细胞 5.4×10^9/L，中性粒细胞 4.8×10^9/L。X 线胸片提示间质性肺炎，先后应用头孢拉定、阿奇霉素、利巴韦林等治疗无效。近 3 天加重。检查提示抗 HIV 大于正常值，血气分析提示 I 型呼吸衰竭。患者肺部感染最可能的诊断是

A. 肺结核

B. 真菌性肺炎

C. 病毒性肺炎

D. 肺孢子虫肺炎

E. 细菌性肺炎

2. 患者，男，49 岁，已婚，农民，10 年前有卖血史，8 年前查抗 HIV 确证试验阳性，此后未再诊治。近半年无明显原因体重下降 20kg，2 个月前开始持续发热及腹泻。于当地医院反复治疗无明显改善，检测 $CD4^+$ 细胞 50 个/mm^3、HIV-RNA 5.6×10^7 拷贝/毫升。该患者最符合的诊断是

A. HIV 感染急性期

B. HIV 感染窗口期

C. HIV 感染无症状期

D. 艾滋病期

E. 持续淋巴结肿大综合征期

B1 型题

（1～5 题共用备选答案）

A. HIV 抗原检测（p24 抗原）

B. $CD8^+$ T 淋巴细胞计数

C. HIV 确证试验

D. HIV 抗体检查

E. $CD4^+$ T 淋巴细胞计数

1. 用于人群中 HIV 感染筛查的是

2. 用于 HIV 感染确定诊断的是

3. 用于评估 HIV 病情的是

4. 用于评估 HAART 治疗疗效的是

A3/A4 型题

（1～4 题共用题干）

患者，男，38 岁，无诱因发热，体温约 38.5℃，伴头痛、咽痛、乏力、轻咳，无痰。全身出现少量散在斑丘疹，不痒。查体：双侧下颌下淋巴结肿大，最大直径 1.0cm，轻压痛，咽部轻微红肿，未见其他异常。流行病学史：5 年来患者有多个异性性伙伴，1 个月来发生过多次同性性行为。血常规：外周血白细胞计数 4.5×10^9/L，中性粒细胞 74%，淋巴细胞 26%，血小板 95×10^9/L。

1. 该患者最可能的诊断是

A. 上呼吸道感染

B. 急性 HIV 感染

C. 甲型 H1N1 流感

D. 坏死性淋巴结炎
E. 传染性单核细胞增多症

2. 该患者所患疾病最可能的传播途径是
A. 异性性行为
B. 同性性行为
C. 饮食传播
D. 呼吸道传播
E. 蚊虫叮咬

3. 为了确定患者是否为 HIV 感染，目前最需要做下列哪项检查
A. HIV 基因分型
B. HIV 抗体＋p24 抗原
C. HIV 确证试验
D. 血浆 HIV-RNA
E. 外周血 $CD4^+$ T 淋巴细胞计数

4. 对该患者的临床处置措施正确的是
A. 对症支持治疗
B. 利巴韦林抗病毒治疗
C. 青霉素抗菌治疗
D. 立即开始 HAART 治疗
E. 干扰素治疗

四、简答题

1. 简述艾滋病的诊断标准。
2. 简述艾滋病的发病机制。
3. 简述艾滋病流行过程的三个环节。
4. 简述艾滋病的主要实验室检测方法及其意义。

参考答案

一、填空题

1. 单股 RNA 病毒　母婴传播　性传播　经血及血制品传播
2. gp120　CD4 受体
3. 急性期　无症状期　艾滋病期
4. 核苷（酸）类反转录酶抑制剂　非核苷（酸）类反转录酶抑制剂　蛋白酶抑制剂　整合酶抑制剂　辅助受体拮抗剂　融合酶抑制剂

二、名词解释

1. 机会性感染　一些致病力较弱的病原体，在机体免疫力正常时不致病，当机体免疫力降低时侵入人体导致各种疾病。

2. 肺孢子菌肺炎　是艾滋病患者最常见的机会性感染，主要临床表现为干咳、发热、进行性加重的呼吸困难和发绀。肺部体征少，肺部影像学检查可见间质性肺炎改变，呈网格状或毛玻璃样改变。

3. 卡波西肉瘤　是艾滋病患者最常见的恶性肿瘤，为多中心性血管性肿瘤。临床上表现为隆起的紫色、粉红色或红色的丘疹，或圆形、卵圆形褐色或紫色斑块，往往先出现在躯干上部的皮肤或黏膜。可在皮肤上广泛播散，并伴有内脏损害及淋巴结转移。

三、选择题

A1 型题

1. D 2. E 3. A 4. B

A2 型题

1. D 2. D

B1 型题

1. D 2. C 3. E 4. E

A3/A4 型题

1. B 2. B 3. B 4. A

四、简答题

1. 有流行病学史，实验室检测 HIV 抗体阳性，再加下述任何一项即可诊断：①长期慢性发热。②体重下降 10%以上。③长期慢性腹泻。④持续性全身淋巴结肿大综合征。⑤反复出现单纯疱疹、水痘-带状疱疹病毒等感染。⑥口腔白假丝酵母菌病。

2. 主要是 $CD4^+$ T 细胞在 HIV 的直接和间接作用下，细胞功能受损和大量破坏，导致细胞免疫功能缺陷，并且由于其他免疫细胞也有不同程度的损害，促使并发各种严重的机会性感染和肿瘤。

3. ①传染源：患者和无症状的病毒携带者。②传播途径：主要通过性传播、注射途径传播和母婴垂直传播。③人群普遍易感，高危人群是男同性恋者、性乱交者、静脉药瘾者、血友病和多次输血者。年龄主要是 50 岁以下的青壮年。

4. ①主要的实验室检测方法有：HIV 抗体、p24 抗原、HIV 核酸、$CD4^+$ 细胞、HIV 基因型耐药检测等。②HIV 抗体检测是 HIV 感染的金标准；核酸检测及 $CD4^+$ 细胞检测是判断病情和预后，以及指导用药的重要指标；p24 抗原、HIV 核酸为早期诊断、缩短窗口期提供依据；HIV 基因型耐药检测为 HAART 方案选择提供指导。

（陈志海）

第十三节 狂犬病

测试题

一、填空题

1. 狂犬病的潜伏期长短不一，一般为________。

2. 狂犬病临床兴奋期的突出表现为________、________、________、________、________。

3. 狂犬病病毒感染的致病过程可分三个阶段：________、______和______。

4. 狂犬病典型的临床经过包括______、______、______三期。

5. 狂犬病的病变部位主要在________，病理变化主要是________。

6. 狂犬病病毒包括致病力强的________和致病力弱的________。

二、名词解释

1. 狂犬病病毒的野毒株
2. 狂犬病病毒的固定毒株
3. 尼氏体（Negri body）

三、选择题

A1 型题

1. 被病犬咬伤后是否发生狂犬病取决于下列因素，除外
   A. 咬伤的程度
   B. 咬伤的部位
   C. 患者的免疫状况
   D. 咬伤后伤口的处理情况
   E. 患者的年龄和性别
2. 有关狂犬病传染源的叙述，下列哪项是错误的
   A. 发达国家狂犬病的传染源主要是野生动物
   B. 部分外貌健康的犬也可传播狂犬病
   C. 我国狂犬病的传染源主要是病犬
   D. 死亡的病犬不会传播狂犬病
   E. 病犬通过咬伤而传播疾病
3. 下列哪项不是狂犬病的临床表现
   A. 流涎
   B. 发热
   C. 血压升高
   D. 恐惧不安
   E. 角弓反张
4. 下列有关狂犬病不正确的是
   A. 病毒对神经组织有强大的亲和力
   B. 在潜伏期和发病期不出现病毒血症
   C. 病毒在入侵处及其附近的横纹肌细胞内停留，并小量繁殖
   D. 病毒沿周围传入神经的轴索向中枢神经系统扩散
   E. 病毒不能从中枢神经系统向周围神经离心性扩散
5. 人患狂犬病的预后是
   A. 重症病死率很高，轻症预后良好
   B. 多数患者留有后遗症，少数患者可痊愈
   C. 患者一般于 3～5 天内因呼吸、循环衰竭等而死亡
   D. 通过积极抢救，大多数患者能痊愈
   E. 病程迁延不愈，病死率极高
6. 对狂犬病患者的正确治疗是
   A. 使用抗狂犬病免疫血清及病原治疗的药物
   B. 用大剂量抗狂犬病免疫球蛋白及输血、输血浆等支持疗法
   C. 维护患者呼吸系统及心血管系统功能的对症治疗
   D. 立即接种狂犬疫苗及注射免疫血清
   E. 用大剂量丙种球蛋白及抗菌药物

A2 型题

1. 患者，男，38 岁，江西南昌人，被狗咬伤 5 天后出现恐光、怕水、怕风，来我院就诊。本病最可能的诊断为
   A. 破伤风
   B. 病毒性脑炎
   C. 吉兰-巴雷综合征
   D. 脊髓灰质炎
   E. 狂犬病
2. 患者，男，45 岁，广西人，被狗咬伤，未做处理。3 天前患者逐渐出现高度兴奋状态，突出表现为极度恐怖，有大难临头的预兆感，并对水声、光、风等刺激非常敏感，引起

发作性咽肌痉挛和呼吸困难等，来我院就诊。患者在被咬伤时的紧急伤口处理方法应为

A. 20%肥皂水或0.1%苯扎溴铵彻底冲洗至少半小时

B. 30%肥皂水或0.1%苯扎溴铵彻底冲洗至少半小时

C. 20%肥皂水或1%苯扎溴铵彻底冲洗至少半小时

D. 20%肥皂水或2%苯扎溴铵彻底冲洗至少半小时

E. 20%肥皂水或0.01%苯扎溴铵彻底冲洗至少半小时

3. 患儿，男，6岁，3天前出现发热、乏力、头痛、纳差、烦躁失眠，左前臂出现蚁走感，饮水喉头紧缩。2个月前患儿左前臂被野狗咬伤。体温38.8℃，神志清，精神惊慌、吐字不清、流涎、大汗。患儿被咬伤后的正确处理应除外

A. 用20%肥皂水或0.1%苯扎溴铵反复冲洗伤口半小时

B. 用20%肥皂水和0.1%苯扎溴铵反复冲洗伤口半小时

C. 用70%乙醇或碘酊反复擦洗

D. 伤口不宜缝合或包扎

E. 注射狂犬病免疫球蛋白或免疫血清

B1型题

(1～4题共用备选答案)

对以下疾病应检查的项目是

A. 尼氏体

B. HBsAg

C. 嗜异凝聚试验

D. 抗HIV

E. 病毒分离

1. 狂犬病

2. 乙型肝炎

3. 传染性单核细胞增多症

4. 艾滋病

A3/A4型题

(1～3题共用题干)

患者，男，42岁，低热、怕风、怕光、恐水、拒绝进食。1个月前患者曾被野犬咬伤手臂，当时未做任何处理。查体：体温37.5℃，心率128次/分，烦躁不安，大量流涎、出汗、拒饮，见水即出现抽搐。

1. 本病的初步诊断为狂犬病，确诊依赖于

A. 分离出病毒

B. 酶联免疫技术检测狂犬病病毒抗体

C. 血常规

D. 活检

E. 脑CT

2. 下一步应给予何种处理

A. 隔离，对症处理

B. 给予大剂量免疫拮抗剂

C. 给予抗病毒血清

D. 给予多联抗生素

E. 抗病毒治疗

3. 本病的预后为

A. 大多数患者能痊愈

B. 轻症患者预后良好，重症则病死率很高

C. 多数患者留有后遗症

D. 病程迁延不愈

E. 患者一般于3～5天内死亡

四、简答题

1. 简述狂犬病的治疗原则。
2. 被病犬咬伤后患者是否发病与哪些因素有关?
3. 被病犬咬伤后的早期处理原则是什么?

参考答案

一、填空题

1. 1～3个月
2. 高度兴奋　恐水　怕风　咽肌痉挛　呼吸困难
3. 组织内病毒小量增殖期　侵入中枢神经期　向多器官扩散期
4. 前驱期　兴奋期　麻痹期（瘫痪期）
5. 中枢神经系统　急性弥漫性脑脊髓炎
6. 野毒株（街毒株）　固定毒株

二、名词解释

1. 自狂犬病患者和病兽体内分离到的病毒称野毒株或街毒株，特点是毒力强，能在唾液中繁殖，故致病力强，潜伏期长。

2. 狂犬病街毒株经连续多次在兔脑内传代后成为固定毒株，特点为毒力减弱，潜伏期短，对人和犬失去致病力，不侵犯唾液腺，仅脑内接种能使动物发病，但仍保持其免疫原性，可供制备疫苗。

3. 尼氏体是在神经细胞的细胞质内见到的具有特征性的嗜酸性包涵体，系狂犬病病毒的集落。尼氏体呈圆形或椭圆形，直径3～10μm。染色后呈樱桃红色，最常见于大脑海马回及小脑的蒲肯野细胞中。尼氏体对狂犬病具有诊断价值。

三、选择题

A1 型题

1. E　2. D　3. E　4. E　5. C　6. C

A2 型题

1. E　2. A　3. B

B1 型题

1. A　2. B　3. C　4. D

A3/A4 型题

1. B　2. A　3. E

四、简答题

1. 狂犬病发病后无特异的治疗方法，以对症综合治疗为主，包括：①单室严格隔离患者，防止唾液污染，尽量保持患者安静，减少光、风、声等刺激，狂躁时使用镇静剂。②加强监护治疗，包括给氧，必要时气管切开，纠正酸中毒，维持水、电解质平衡。③必要时进行对症处理。

2. 被病犬咬伤后是否发病与下列因素有关：①咬伤的部位和程度。②是否及时正确处理伤口。③是否及时、全程、足量注射狂犬疫苗。④是否存在免疫功能低下或缺陷。

3. 被病犬咬伤后的早期处理原则是：①用20%肥皂水或0.1%苯扎溴铵反复冲洗伤口

半小时（注意：两者不能合用）。②再用70％乙醇或碘酊反复擦洗。③伤口不宜缝合或包扎。④注射狂犬病免疫球蛋白或免疫血清（在伤口底部和周围局部浸润注射）。

（陈 煜）

第十四节 严重急性呼吸综合征

测试题

一、填空题

1. 严重急性呼吸综合征是由________引起的一种急性呼吸道传染病，其流行季节为________，又称________。

2. SARS的潜伏期通常为________，平均________。

3. ________是本病的主要传染源，主要经________传播，或经过________传播。

4. SARS是一种急性呼吸道传染病，我国将其列入________类传染病，按________类传染病管理。

5. 对与临床确诊SARS患者密切接触的人进行医学观察的观察期限是________天。

二、名词解释

SARS

三、选择题

A1型题

1. 引起SARS的病原体为
   A. 单股正链DNA病毒
   B. 单股正链RNA病毒
   C. 双股负链RNA病毒
   D. 双股正链RNA病毒
   E. 单股负链RNA病毒
2. 下列哪些不是SARS的临床特点
   A. 腹痛、腹泻
   B. 持续性高热
   C. 肌肉、关节酸痛，乏力
   D. 呼吸道卡他症状
   E. 呼吸发憋、气促
3. 关于SARS患者胸部X线的表现正确的是
   A. 病程进展期才出现肺部炎症性改变
   B. 病程早期即可出现肺部炎症性改变
   C. 表现为多肺段的大片实变影
   D. 呈大叶性肺炎样改变
   E. 多见胸腔积液
4. 关于使用糖皮质激素治疗SARS的说法错误的是
   A. 一旦确诊为SARS患者，均应使用糖皮质激素预防成人呼吸窘迫综合征
   B. 糖皮质激素的恰当应用可以起到缓解中毒症状，减轻肺的渗出和损伤的作用
   C. 对于疑似患者不应使用糖皮质激素
   D. SARS应用糖皮质激素的疗程不应大于1个月

E. 应用糖皮质激素时应同时应用制酸剂和胃黏膜保护剂，以及对盐代谢影响小的地塞米松

A2 型题

1. 患者，男，30 岁。家居北京，10 天前在广州出差。因“发热、咳嗽 5 天，加重伴喘憋 1 天”住院。查体：体温 39.2℃，心率 90 次/分，呼吸 24 次/分，血压 130/80mmHg，SPO_2 93%，双肺未闻及干、湿啰音。末梢血白细胞 2.4×10^9/L。胸部 CT 检查双肺野可见毛玻璃状影。该患者考虑可能的诊断是
   A. 细菌性肺炎
   B. 肺结核
   C. SARS
   D. 真菌性肺炎
   E. 急性左心衰竭
2. 患者，女，28 岁，因“发热、咳嗽 5 天，加重伴喘憋 1 天”住院。查体：体温 40.2℃，心率 130 次/分，呼吸 30 次/分，血压 120/80mmHg，SPO_2 89%，双肺未闻及干、湿啰音。末梢血白细胞 1.0×10^9/L，中性粒细胞 80%，C 反应蛋白 12mg/ml，胸部 CT 检查：双肺野可见毛玻璃状影。以下治疗欠妥的是
   A. 应用糖皮质激素治疗
   B. 给予无创正压人工通气
   C. 使用抗生素治疗
   D. 给予心电血氧监护
   E. 给予对症支持治疗

B1 型题

（1～3 题共用备选答案）

A. 粪-口途径传播
B. 血液传播
C. 空气飞沫传播
D. 性传播
E. 蚊虫叮咬

1. 伤寒的传播途径是
2. 疟疾的传播途径是
3. SARS 的传播途径是

A3/A4 型题

（1～4 题共用题干）

患者，女，22 岁，2003 年 5 月因“高热 3 天、喘憋 1 天”来诊。患者 3 天前无诱因出现持续性发热，最高体温 39℃，伴头痛、乏力、干咳。1 天前出现憋气、喘息。实验室检查：外周血白细胞计数 5.5×10^9/L，中性粒细胞 65%，淋巴细胞 35%。查体：呼吸急促，26 次/分，SPO_2 94%。X 线胸片示毛玻璃样变，面积大于 50%。流行病学史：患者为某三级医院急诊科护士，近期护理患者中有类似患者。

1. 该患者最可能的诊断是
   A. 肺结核
   B. 流行性感冒
   C. 大叶性肺炎
   D. SARS
   E. 败血症
2. 该病的传播途径是
   A. 空气飞沫传播
   B. 粪-口途径传播
   C. 蚊虫叮咬传播
   D. 性传播
   E. 血液传播
3. 为了明确诊断，最需要做下列哪项特殊检查
   A. 脑脊液检查
   B. 查尼氏体
   C. 血涂片查疟原虫
   D. SARS 特异性抗原检测
   E. 血培养
4. 该患者最适宜的治疗是
   A. 对症治疗
   B. 对症治疗，口服抗疟药
   C. 对症治疗，加用抗生素
   D. 对症治疗，加用糖皮质激素
   E. 对症治疗，加用抗结核药

四、简答题

1. SARS 的临床症状特点是什么?
2. SARS 的实验室检查特点是什么?
3. SARS 时糖皮质激素的应用指征是什么?
4. SARS 的临床诊断病例和确定诊断病例的标准各是什么?

参考答案

一、填空题

1. SARS 冠状病毒 冬春季 严重急性呼吸综合征
2. 2～14 天 4.5 天
3. 患者 飞沫 密切接触
4. 乙类 甲类
5. 14

二、名词解释

传染性非典型肺炎又称严重急性呼吸综合征（severe acute respiratory syndrome, SARS)，是由 SARS 冠状病毒引起的一种急性呼吸道传染病。主要的临床表现为发热、肺部炎症，严重者可以引起急性肺损伤、成人呼吸窘迫综合征，甚至多脏器衰竭而致死。

三、选择题

A1 型题

1. B 2. D 3. B 4. A

A2 型题

1. C 2. C

B1 型题

1. A 2. E 3. C

A3/A4 型题

1. D 2. A 3. D 4. D

四、简答题

1. 起病急，以发热为首发症状，体温一般大于 38℃，偶有畏寒；可伴有头痛、关节酸痛、肌肉酸痛、乏力、腹泻；常无上呼吸道卡他症状；可有咳嗽，多为干咳，少痰，偶有血丝；可有胸闷，严重者出现呼吸加速，气促，或明显的呼吸窘迫。肺部体征常不明显，部分患者可闻及少许湿啰音，或有肺实变体征。

2. ①血常规：白细胞计数正常或降低；常有淋巴细胞减少，T 淋巴细胞亚群均减少，$CD4^+$T 淋巴细胞尤其明显；部分患者血小板减少。②血气分析：是最重要的实验室检查项目。可有低氧血症，病重者早期呈碱中毒改变，晚期可发生代谢性酸中毒。③血生化和电解质：可有肝、心、肾功能受损的相应实验室检查表现，以肝功能的受损表现最常见。

3. 应用指征为：①有严重的中毒症状：持续高热 3 日不退。②X 线胸片病灶面积 48 小时之内增大>50%。③达到急性肺损伤或成人呼吸窘迫综合征的诊断标准。有上述三项指标之一者可以选用。

4. 临床诊断病例的标准是：对于有 SARS 流行病学依据、有症状、有肺部 X 线影像改变，并能排除其他疾病诊断者，可以做出 SARS 临床诊断。在临床诊断的基础上，若分泌物 SARS-CoV RNA 检测阳性，或血清 SARS-CoV 抗体转成阳性，或抗体滴度升高 4 倍及以上，则可做出确定诊断。

（陈志海）

第十五节　诺如病毒性胃肠炎

测 试 题

一、填空题

1. 诺如病毒呈________面体对称，属________科，在电镜下可见病毒表面呈杯状凹入，内有________，含有________开放读码区。

2. 人感染诺如病毒后带病毒的时间一般为________小时左右，但也可在症状消失后长达______________周。

二、选择题

A1 型题

1. 诺如病毒属于
   A. 轮状病毒
   B. 星状病毒
   C. 杯状病毒
   D. 疱疹病毒
   E. 肠道病毒

2. 关于诺如病毒，下列正确的是
   A. 只感染人
   B. 只感染动物
   C. 不感染人和动物
   D. 感染人和动物
   E. 仅感染免疫功能低下者

3. 关于诺如病毒，不正确的是
   A. 呈 20 面体对称，直径 26～35nm，分子量 6200～6300
   B. 碱基对长 7.5～7.7kb
   C. 内有单股正链 DNA
   D. 含有三个开放读码区
   E. 不耐低温

4. 确诊诺如病毒感染的依据是
   A. 有流行病学资料
   B. 在大便和呕吐物中找到病毒颗粒
   C. 血清中的诺如病毒 IgM 抗体检测阳性
   D. 检测到大便中的诺如病毒抗原
   E. 大便呈黄色蛋花汤样

5. 诺如病毒感染者感染后的带毒时间一般为
   A. 50 小时

B. 100 小时
C. 200 小时
D. 300 小时
E. 500 小时

6. 诺如病毒感染不会出现的临床表现为
A. 脱水与酸中毒
B. 呕吐与腹泻
C. 咽痛
D. 发热
E. 皮肤斑丘疹

A2 型题

患者，男，45 岁。发热、腹泻 2 天，体检：体温 38.3℃，心率 100 次/分，血压 90/68mmHg。腹软，下腹轻度压痛。实验室检查：血白细胞 6.2×10^9/L，血红蛋白 110g/L，血小板 122×10^9/L。水样大便，白细胞 5 个/高倍视野。患者可能的诊断是
A. 败血症
B. 食物中毒
C. 细菌性痢疾
D. 病毒性腹泻
E. 阑尾炎

B1 型题

（1～3 题共用备选答案）
A. 稀水样便
B. “米泔水”样便
C. 洗肉水样便
D. 黏液血便
E. 柏油样便

1. 诺如病毒性胃肠炎患者的大便性状是
2. 细菌性痢疾患者的大便性状是
3. 霍乱患者的大便性状是

A3/A4 型题

（1～4 题共用题干）

患者，男，55 岁。发热、咽痛、呕吐、腹泻 3 天，稀水便，每天 5～6 次。体检：体温 39.1℃，心率 108 次/分，血压 100/72mmHg。腹软，轻压痛。实验室检查：血白细胞 4.2×10^9/L，血红蛋白 114g/L，血小板 162×10^9/L，钾 3.2mmol/L，钠 135mmol/L，氯 102mmol/L。

1. 最重要的治疗是
A. 退热
B. 止痛
C. 抗感染
D. 补钾
E. 补液

2. 腹泻的原因很可能是
A. 寄生虫感染
B. 立克次体感染
C. 细菌感染
D. 真菌感染
E. 病毒感染

3. 最可能的感染途径是
A. 经口传播
B. 经呼吸道传播
C. 经血液传播
D. 皮肤传播
E. 虫媒叮咬传播

4. 治疗不包括
A. 卧床休息
B. 补充液体
C. 补充电解质
D. 抗病毒治疗
E. 抗菌治疗

三、简答题

1. 诺如病毒性胃肠炎的传播途径有哪些？
2. 诺如病毒感染多发的原因是什么？
3. 诺如病毒感染有哪些临床表现？

参考答案

一、填空题

1. 20　杯状病毒　单股正链 RNA　三个
2. 100　3

二、选择题

A1 型题

1. C　2. D　3. C　4. B　5. B　6. E

A2 型题

D

B1 型题

1. A　2. D　3. B

A3/A4 型题

1. D　2. E　3. A　4. E

三、简答题

1. 诺如病毒的感染者是传染源，感染诺如病毒的患者的呕吐物和排泄物中含有病毒，与感染者密切接触可能会被感染。病毒通常存在于牡蛎等贝类中，人生食受污染的贝类而受到感染；感染者呕吐时在空气中形成含病毒的气溶胶，也可造成经呼吸道的传播。

2. 人感染诺如病毒所需要的病毒量较少，10～100 个病毒即可造成感染。人感染后带毒的时间一般为 100 小时左右，但也可在症状消失后长达 3 周，甚至更长。存在病毒变异、病毒不易被彻底消毒、感染途径多、易感人群较多、感染后不能获得长期免疫等是造成此病毒感染多发的原因。

3. 诺如病毒感染后，经过 12～48 小时的潜伏期开始发病，患者主要的临床表现为呕吐或腹泻或两者兼而有之。不同患者腹泻和呕吐的程度不同，一日内可呕吐数次，大便次数增多，每日 5～10 次不等。大便呈黄色或淡黄色，水样或蛋花汤样，无腥臭味，极少数患者有血便。患者有食欲减退、乏力、腹痛，可有发热和咽痛、流鼻涕、咳嗽等呼吸道症状，吐泻频繁者可发生脱水及酸中毒。病情较重者可有头痛、肌痛、全身酸痛及胃排空延缓。老年人、儿童、院内感染患者的病程稍长，尤其是器官移植患者、免疫抑制患者以及合并有慢性疾病的患者。这些患者更容易出现低血钾及 C 反应蛋白升高。有人报道，有超过 40%的 80 岁以上的住院患者腹泻病程在 4 天以上，1 岁以内儿童的平均病程为 6 天。

（于岩岩）

第十六节 发热伴血小板减少综合征

测试题

一、填空题

1. 新型布尼亚病毒感染的主要临床特征包括________________、________________、____________，重症患者可出现________________。

2. 发热伴血小板减少综合征的病原是________________，目前认为可能的动物宿主包括________、________、________、________。

二、名词解释

发热伴血小板减少综合征

三、选择题

A1 型题

1. 以下关于发热伴血小板减少综合征描述不正确的是
   A. 病原为新型布尼亚病毒
   B. 在山区和丘陵地区多见
   C. 好发季节为冬、春季
   D. 蜱叮咬为可能的传播途径
   E. 外周血检查常见血小板和白细胞减少

2. 以下关于发热伴血小板减少综合征的治疗不当的是
   A. 尚无特异性的治疗方法
   B. 早期诊断、及时治疗是关键
   C. 主要为对症支持疗法
   D. 酌情应用利巴韦林
   E. 应用干扰素

A2 型题

患者，女，49 岁，河南农民，5 月 29 日因发热 6 天来诊。6 天前患者开始发热，最高体温 39.6℃，伴乏力、纳差和全身肌肉酸痛，血白细胞计数 1.5×10^9/L，中性粒细胞 51%，淋巴细胞 42%，血小板 39×10^9/L。1 天前排暗红色大便 1 次。发病前 8 天曾有蜱叮咬。近 2 个月来当地有类似病例。查体：右侧足背部可见结痂，周围皮肤有暗红色斑疹。右侧腹股沟淋巴结肿大，有压痛。根据以上症状应考虑的诊断是
   A. 伤寒伴肠出血
   B. 霍乱
   C. 细菌性痢疾
   D. 发热伴血小板减少综合征
   E. 钩端螺旋体病

B1 型题

（1～4 题共用备选答案）
   A. 多西环素
   B. 对症支持
   C. 青霉素
   D. 干扰素
   E. 恩替卡韦

1. 发热伴血小板减少综合征的主要治疗是
2. 钩端螺旋体病的主要治疗是
3. 人粒细胞无形体病的主要治疗是
4. 流行性乙型脑炎的主要治疗是

A3/A4 型题

（1～4 题共用题干）

患者，女，53 岁，安徽农民，4 月 29 日因发热 5 天来诊。5 天前患者开始发热，最高体温 39.4℃，伴乏力、纳差和全身肌肉酸痛，血白细胞数 1.1×10^9/L，中性粒细胞 50%，淋巴细胞 42%，血小板 44×10^9/L。发病前 10 天曾有蜱叮咬。近 1 个月来当地有类似病例。查体：左踝部可见结痂，左侧腹股沟淋巴结肿大，有压痛。

1. 该患者最可能的诊断是
   A. 伤寒
   B. 肾综合征出血热
   C. 细菌性痢疾
   D. 钩端螺旋体病
   E. 发热伴血小板减少综合征
2. 导致该疾病最可能的病原体是
   A. 汉坦病毒
   B. 新型布尼亚病毒
   C. 钩端螺旋体
   D. 伤寒杆菌
   E. 沙门菌
3. 为了明确诊断，最需要做哪项实验室检查
   A. 血常规
   B. 核酸检查
   C. 查降钙素原
   D. 红细胞沉降率
   E. 血液培养
4. 适用于该患者最主要的治疗措施是
   A. 积极退热、对症支持
   B. 应用抗病毒药物
   C. 补充新鲜血浆
   D. 应用粒细胞集落刺激因子
   E. 应用抗菌药物

四、简答题

1. 简述发热伴血小板减少综合征的临床表现特点。
2. 如何诊断发热伴血小板减少综合征？

参考答案

一、填空题

1. 发热　血小板减少　白细胞减少　多器官功能衰竭
2. 新型布尼亚病毒　羊　牛　犬　猪

二、名词解释

发热伴血小板减少综合征是一种新发传染病，由发热伴血小板减少综合征病毒（也称新型布尼亚病毒）感染所致，主要发生在山林地区。部分患者有蜱叮咬史，临床表现主要为发热伴白细胞和血小板减少。多数预后良好，重者可出现多器官功能衰竭而死亡。目前以对症支持治疗为主。

三、选择题

A1 型题

1. C　2. E

A2 型题

D

B1 型题

1. B 2. C 3. A 4. B

A3/A4 型题

1. E 2. B 3. B 4. A

四、简答题

1. 发热伴血小板减少综合征是由发热伴血小板减少综合征病毒（也称新型布尼亚病毒）感染所致。其潜伏期尚不十分明确，可能为1～2周，个别长达30天。急性起病，主要临床表现为发热，体温多在38℃以上，严重者持续高热，可达40℃以上。伴乏力、明显纳差、恶心、呕吐等，部分病例有头痛、肌肉酸痛、关节痛、腹泻和皮疹等。查体常有颈部及腹股沟等浅表淋巴结肿大伴压痛、上腹部压痛及相对缓脉。少数病例病情危重，可出现意识障碍、皮肤瘀斑、消化道出血和肺出血等，可因休克、呼吸衰竭、肾衰竭、弥散性血管内凝血等死亡。

2. 诊断发热伴血小板减少综合征基于以下三方面：①流行病学资料：有流行地区生活或旅游史，尤其有蜱叮咬史。②临床表现：发热伴血小板减少，白细胞减少，可有多器官功能衰竭。③实验室检查：外周血血小板减少和白细胞减少，可检出病毒核酸、IgM 抗体、IgG 抗体，或分离到病毒。

（徐京杭）

第十七节　中东呼吸综合征

测 试 题

一、填空题

1. 中东呼吸综合征的潜伏期为______天。

2. 目前尚无明确有效的抗中东呼吸综合征冠状病毒的药物。体外试验表明，________具有一定的抗病毒作用。

3. 中东呼吸综合征部分病例进展迅速，很快发展为____________、____________或__________。

4. 对中东呼吸综合征患者应避免盲目或不恰当地使用抗菌药物，仅在继发__________时应用。

5. 中东呼吸综合征的病原学检测主要包括____________、________。

6. 中东呼吸综合征的传染源尚不明确。________、________等动物及________可能为传染源。

7. ____________和________是中东呼吸综合征可能的传播途径。

8. 中东呼吸综合征外周血常规检测白细胞总数一般________。

9. 对中东呼吸综合征，病毒核酸检测的特异性和敏感性最好，并且能快速区分病毒类型和亚型，一般能在________小时内获得结果。

二、选择题

A1 型题

1. 中东呼吸综合征的潜伏期为
   A. 7～14 天
   B. 3～5 天
   C. 1～3 天
   D. ＞2 周
   E. ＞1 个月
2. 体外试验表明，具有一定抗中东呼吸综合征冠状病毒作用的药物是
   A. 金刚烷胺
   B. 金刚乙胺
   C. 奥斯他韦
   D. α-干扰素
   E. 更昔洛韦
3. 中东呼吸综合征主要发生的地区是
   A. 北美
   B. 南美
   C. 中东
   D. 中非
   E. 远东

A2 型题

患者，女，41 岁，自由职业，发热 4 天就诊，体温最高 39.5℃。伴头痛、畏寒、全身酸痛、乏力、咳嗽、少痰。曾用青霉素治疗 3 天，体温未降，发病前 1 周患者到中东沙漠地区旅行。查体：体温 39.6℃，白细胞 $7.9\times10^9/L$，中性粒细胞 70%，淋巴细胞 30%。右肺可闻及少许湿啰音。X 线胸片可见右肺有片状阴影。目前处理不正确的是
   A. 检测呼吸道分泌物标本中的病毒核酸
   B. 检测呼吸道标本中的甲型流感病毒 H 抗原
   C. 立即填写传染病报告卡，并向防疫机构报告
   D. 暂时按呼吸道传染病病例隔离观察
   E. 取患者的咽拭子和咽喉洗漱液分离病毒

B1 型题

(1～3 题共用备选答案)

   A. 蝙蝠
   B. 犬
   C. 家禽
   D. 螨
   E. 蜱

1. 中东呼吸综合征可能的传染源是
2. 狂犬病的传染源是
3. H7N9 禽流感的传染源是

A3/A4 型题

(1～4 题共用题干)

患者，男，49 岁，公务员。因发热 2 天就诊，体温最高 40.0℃，诉头痛、全身肌肉酸痛、乏力、咳嗽、胸痛，无痰。服阿莫西林及退热药物，体温未降，仍为 39℃左右。1 周前患者到沙特阿拉伯出差。双肺呼吸音清，未闻及干、湿啰音。血白细胞 $7.7\times10^9/L$，中性粒细胞 67%，淋巴细胞 33%。X 线胸片可见左下肺有少许片状阴影。

1. 该患者最可能的诊断是
   A. 细菌性肺炎
   B. 中东呼吸综合征
   C. 巨细胞病毒性肺炎
   D. 钩端螺旋体病
   E. 莱姆病
2. 该患者所患疾病的传播媒介可能是
   A. 伊蚊
   B. 蝙蝠
   C. 蜱
   D. 黑线姬鼠
   E. 鼠蚤
3. 为了明确诊断，最需要做下列哪项特殊检查

A. 脑脊液检查
B. 病毒核酸检测
C. 暗视野显微镜下查找钩端螺旋体
D. 头颅 CT
E. 血液培养

4. 该患者最适宜的治疗是

A. 对症治疗，给予 α-干扰素
B. 对症治疗，口服阿昔洛韦
C. 对症治疗，加用氯喹和伯氨喹
D. 对症治疗，加用青蒿素
E. 对症治疗，加用多西环素

四、简答题

1. 简述中东呼吸综合征的临床症状。
2. 简述中东呼吸综合征的实验室表现。
3. 简述中东呼吸综合征的确诊依据。

参考答案

一、填空题

1. 7～14
2. α-干扰素
3. 呼吸衰竭　急性呼吸窘迫综合征　多器官功能衰竭
4. 细菌感染
5. 病毒分离　病毒核酸检测
6. 蝙蝠　骆驼　患者
7. 密切接触　呼吸道传播
8. 不高
9. 4～6

二、选择题

A1 型题

1. A　2. D　3. C

A2 型题

C

B1 型题

1. A　2. B　3. C

A3/A4 型题

1. B　2. B　3. B　4. A

三、简答题

1. 急性起病，高热，体温可达 39～40℃，可伴有畏寒、寒战、咳嗽、胸痛、胸闷、头痛、全身肌肉和关节酸痛、乏力、食欲减退等症状。部分患者临床病变进展迅速，在肺炎基础上很快发展为呼吸衰竭、成人呼吸窘迫综合征或多器官功能衰竭。

2. 外周血常规：白细胞总数一般不高。血生化检查：部分患者肌酸激酶、谷草转氨酶（天冬氨酸氨基转移酶）、谷丙转氨酶（丙氨酸氨基转移酶）、乳酸脱氢酶和肌酐等升高。

3. ①至少双靶标 PCR 检测阳性。②单靶标 PCR 阳性产物，经基因测序确认。③从呼吸道标本中分离出中东呼吸综合征冠状病毒。④恢复期血清中东呼吸综合征冠状病毒抗体较急性期血清抗体水平呈 4 倍以上升高。

（卢联合）

第十八节　手足口病

测 试 题

一、填空题

1. 手足口病是一种由________引起的传染病。

2. 典型手足口病的主要表现是在________、________、________等部位出现斑丘疹或疱疹。

3. 患者和________是手足口病的主要传染源。

4. 手足口病的传播方式多样，以________途径为主。

5. 手足口病的患者主要为________，尤其是________以下儿童。

6. 手足口病全年均可发病，有明显的季节特点，以________季多见。

7. 手足口病的潜伏期一般为________天，平均________天。

8. 手足口病的临床分为三型：________、________、________。

9. 手足口病血常规的特点是白细胞计数______________，病情危重者白细胞计数可明显________。

10. 应用静脉注射免疫球蛋白治疗手足口病，总量为________体重，分________天给予。

二、名词解释

手足口病

三、选择题

A1 型题

1. 下列有关手足口病的流行病学特征哪项是错误的
   A. 一年四季均可发病
   B. 有严格的地区性
   C. 流行期间，托幼机构易发生集体感染
   D. 暴发流行后可散在发生
   E. 5—7 月为发病高峰

2. 引起手足口病的病毒不包括
   A. 柯萨奇病毒 A 组
   B. 埃可病毒
   C. 肠道病毒 EV71 型
   D. 柯萨奇病毒 B 组
   E. 诺如病毒

3. 关于肠道病毒的理化性质的描述哪

项是错误的

A. 50℃可被迅速灭活

B. 75%乙醇能够将其灭活

C. 对紫外线及干燥敏感

D. 对含氯消毒剂敏感

E. 碘酊可将其灭活

A2 型题

1. 患者，男，2 岁，因发热 2 天来诊。2 天前患者出现发热、精神差、食欲不佳，体温最高 38.5℃。查体：手、足部位可见斑丘疹和疱疹，疱疹周围有炎性红晕，口腔见少量溃疡。心、肺、腹未见异常。实验室检查：血白细胞计数 $10.5\times10^9/L$，中性粒细胞 60%，淋巴细胞 40%，血红蛋白 130g/L。患儿最可能的诊断是

A. 麻疹

B. 水痘

C. 幼儿急疹

D. 手足口病

E. 风疹

2. 患者，女，2 岁 5 个月，因发热 1 天来诊。1 天前患者出现发热，体温最高 39.5℃，精神差、食欲不佳，频繁惊颤。查体：手、足部位可见斑丘疹，皮疹质地韧，口腔见少量溃疡。心、肺、腹未见异常。颈抵抗阳性，巴宾斯基征阳性。实验室检查：血白细胞计数 $10.5\times10^9/L$，中性粒细胞 60%，淋巴细胞 40%，血红蛋白 130g/L。患儿最需要做以下哪项检查

A. X 线胸片

B. 腹部超声检查

C. 胃镜检查

D. 气管镜检查

E. 脑脊液检查

B1 型题

（1～3 题共用备选答案）

A. EV71

B. 人粒细胞无形体

C. 脑膜炎链球菌

D. 汉坦病毒

E. H1N1

1. 手足口病的病原是

2. 肾综合征出血热的病原是

3. 流感的病原是

A3/A4 型题

（1～4 题共用题干）

患者，男，2 岁 6 个月，因发热 2 天来诊。2 天前患者出现发热、精神差、食欲不佳，体温最高 38.5℃，查体：手、足部位可见斑丘疹和疱疹，疱疹周围可有炎性红晕，口腔见少量溃疡。心、肺、腹未见异常。神经系统检查无异常。实验室检查：血白细胞计数 $10.5\times10^9/L$，中性粒细胞 60%，淋巴细胞 40%，血红蛋白 130g/L。

1. 该患者最可能的诊断是

A. 手足口病

B. 中东呼吸综合征

C. 水痘

D. 带状疱疹

E. 风疹

2. 该患者所患疾病的传染源是

A. 马

B. 猪

C. 隐性感染者和患者

D. 家禽

E. 鼠蚤

3. 为了明确诊断，最需要做下列哪项特殊检查

A. 脑脊液检查

B. 病毒核酸检测

C. 疱疹液涂片检查

D. 头颅 CT

E. 血培养

4. 该患者最适宜的治疗是

A. 对症治疗，密切观察病情变化

B. 对症治疗，口服阿昔洛韦

C. 对症治疗，加用更昔洛韦
D. 对症治疗，加用糖皮质激素
E. 对症治疗，加用米力农

四、简答题

1. 手足口病的传播途径。
2. 轻症手足口病的主要临床症状。
3. 重症手足口病的循环系统表现。
4. 普通型手足口病的治疗要点。
5. 重型手足口病神经受累的治疗要点。

参考答案

一、填空题

1. 肠道病毒
2. 手　足　口
3. 隐性感染者
4. 粪-口传播
5. 学龄前儿童　5岁
6. 夏秋
7. 2～10　3～5
8. 普通型　重型　危重型
9. 正常或降低　升高
10. 2g/kg　2～5

二、名词解释

手足口病是由肠道病毒引起的急性传染病，多发生于学龄前儿童。主要通过消化道、呼吸道和密切接触等途径传播。表现为手、足、口腔等部位的斑丘疹和疱疹。少数病例可出现脑膜炎、脑炎、脑脊髓炎、肺水肿和循环障碍等。

三、选择题

A1 型题

1. B　2. E　3. B

A2 型题

1. D　2. E

B1 型题

1. A　2. D　3. E

A3/A4 型题

1. A　2. C　3. B　4. A

四、简答题

1. 手足口病以粪-口传播途径为主，也可通过呼吸道（飞沫、咳嗽或打喷嚏）传染，亦可经由接触患者皮肤水疱的液体而受到感染。

2. 急性起病，发热，口腔黏膜出现散在疱疹，手、足、口和臀部出现斑丘疹、疱疹。疱疹周围可有炎性红晕，疱内液体较少。可伴有咳嗽、流涕、食欲不振等症状。

3. 面色苍灰、皮肤花纹、四肢发凉、指（趾）发绀，出冷汗，毛细血管再充盈时间延长。心率加快或减慢，脉搏浅速或减弱甚至消失，血压升高或下降。

4. 注意隔离，避免交叉感染。适当休息，清淡饮食，做好口腔和皮肤护理。对症支持治疗。

5. 控制颅内高压：限制入量，积极给予甘露醇降颅内压治疗。酌情应用静脉注射免疫球蛋白，总量 2g/kg 体重，分 2～5 天给予。

（卢联合）

第二章　细菌感染

第一节　伤寒与副伤寒

测 试 题

一、填空题

1. 伤寒杆菌菌体裂解释放的__________是致病的主要因素。
2. 伤寒杆菌含有__________抗原、__________抗原、__________抗原。
3. 典型伤寒的临床分期为__________、__________、__________、__________。
4. 伤寒常见和严重的并发症为__________、__________。
5. 肥达反应阳性凝集效价“O”为__________，“H”为__________。
6. 伤寒与副伤寒的共同抗原为__________，不同的抗原为__________。
7. 伤寒病原治疗的首选药物是__________。

二、名词解释

1. 复发　2. 再燃

3. 伤寒原发性菌血症　4. 伤寒二次菌血症

三、选择题

A1 型题

1. 伤寒原发性菌血症期在临床上相当于
   A. 潜伏期
   B. 发病初期
   C. 极期
   D. 缓解期
   E. 恢复期
2. 在伤寒慢性带菌者中，哪个脏器隐藏的细菌最多
   A. 肠道淋巴结
   B. 肝
   C. 脾
   D. 胆囊
   E. 肾
3. 典型伤寒的临床表现是
   A. 持续发热、脾增大、玫瑰疹、相对缓脉、血白细胞减少
   B. 持续发热、脾增大、皮肤瘀点、重脉、血白细胞减少
   C. 不规则发热、脾增大、玫瑰疹、相对缓脉、血白细胞减少
   D. 弛张热、脾增大、玫瑰疹、相对缓脉、血白细胞增多
   E. 持续发热、肝增大、玫瑰疹、相对缓脉、血白细胞减少
4. 伤寒最严重的并发症是
   A. 肠出血

B. 肠穿孔
C. 支气管肺炎
D. 中毒性肝炎
E. 溶血性尿毒综合征

5. 伤寒玫瑰疹的特点是
A. 在病程第7～13天出现
B. 分布在胸、腹及背部，数量较多
C. 是淡红色小斑丘疹，压之退色
D. 分批出现，多在4～8天内消失
E. 数量在10个以上

6. 发热1周疑似的伤寒患者，实验室检查确诊价值最大的是
A. 血液培养
B. 尿培养
C. 肥达反应
D. 胆汁培养
E. 大便培养

7. 关于老年伤寒的特点不正确的是
A. 体温多不升高
B. 临床症状不典型
C. 易并发支气管炎及心功能不全
D. 不易恢复，病死率高
E. 预后好

8. 不符合伤寒患者解除隔离条件的是
A. 临床症状完全消失
B. 体温恢复正常15天
C. 连续2次大便培养阴性
D. 肥达反应所有指标转阴
E. 血培养转阴

9. 在伤寒缓解期，患者的体温已下降，此期仍有可能出现肠道严重并发症，这是因为
A. 合并有肝损伤
B. 抗生素停药过早，细菌再度繁殖
C. 肠道溃疡尚未完全愈合
D. 久病体弱，抗体形成不足
E. 原先存在肠道疾病

10. 造成伤寒暴发流行的主要原因有
A. 水源和食物污染
B. 进食隔夜食物
C. 日常生活密切接触
D. 苍蝇作为媒介传递
E. 蟑螂传播

A2 型题

1. 患者，女，27岁，持续发热10天，体温38.5～39℃，乏力、腹胀，胸部可见8个左右散在的充血性皮疹。肝肋下2cm，脾肋下1.0cm，质软。血白细胞3.7×10^9/L，血伤寒杆菌培养（+）。抗菌治疗应首选
A. 氯霉素
B. 氨苄西林
C. 复方新诺明
D. 青霉素
E. 喹诺酮类药物

2. 某患者持续高热2周，外周血白细胞不高，临床高度疑似伤寒。进一步检测结果回报，肥达反应：O 1∶320，H 1∶80，A 1∶320，B 1∶40，C 1∶40，临床首先考虑的是
A. 伤寒
B. 副伤寒甲
C. 副伤寒乙
D. 副伤寒丙
E. 斑疹伤寒

B1 型题

（1～5题共用备选答案）
A. 伤寒
B. 副伤寒甲
C. 副伤寒乙
D. 副伤寒丙
E. 既往感染

1. 肥达反应O 1∶320，H 1∶640，临床考虑
2. 肥达反应O 1∶640，副伤寒乙1∶320，临床考虑
3. 肥达反应O 1∶160，副伤寒丙1∶160，临床考虑
4. 肥达反应O 1∶320，副伤寒甲1∶160，临床考虑

5. 肥达反应 O 1∶40，H 1∶1280，临床考虑

A3/A4 型题

（1～3 题共用题干）

患者，男，37 岁，农民。2 周前开始发热，全身不适伴腹胀，近 1 周持续高热，体温 39～40℃，症状无明显好转住院。查体：体温 39.2℃，脉搏 88 次/分，肝肋下 1.5cm，脾肋下 2cm，胸、腹部少许充血性皮疹。血白细胞 3.4×10^9/L，中性粒细胞 56%，肝功能 ALT 75U/L，AST 45U/L，尿常规及大便常规未见异常。

1. 此患者最可能的诊断是
   A. 流行性感冒
   B. 伤寒
   C. 发热皮疹待查
   D. 肝炎
   E. 肾综合征出血热
2. 流行病学资料中哪一项有辅助诊断价值
   A. 兄弟 2 人前后出现同样症状
   B. 家族中有乙肝病史
   C. 患者近期家中发现老鼠
   D. 患者 1 年前曾患过细菌性痢疾
   E. 患者经常在外就餐
3. 下列哪项检查有确诊价值
   A. 血常规
   B. 肝功能
   C. 细菌学培养
   D. 肥达反应
   E. 大便常规

（4～6 题共用题干）

8 月中旬的一天上午，发热门诊接诊了一位来自建筑工地的男性患者。患者痛苦表情，主诉高热近 20 天，伴食欲不振、腹胀、乏力、全身不适，1 周前尿色较前加深。查体：发热面容，体温 39℃，血压 118/76mmg，巩膜轻度黄染，无皮疹及瘀点、瘀斑。脉搏 90 次/分，肝肋下 2cm，脾肋下 1cm，胸、腹部少许充血性皮疹。发病以来未做任何检查，自行口服感冒药及退热药物，病情无好转，症状呈进行性加重。

4. 对该患者最初的主要印象诊断是
   A. 发热伴黄疸原因待查
   B. 黄疸型肝炎原因待查
   C. 肾综合征出血热
   D. 流行性感冒
   E. 钩端螺旋体病
5. 为进一步明确诊断首选的检查是
   A. 血常规、尿常规、肝功能、肾功能、肝炎病毒全项、血培养、大便培养、肥达反应、腹部 B 超
   B. 血培养、尿常规、尿培养、肥达反应
   C. 尿常规、肝功能、肾功能，血清 IgA、IgG、IgM
   D. 肝炎病毒全项、血常规
   E. 腹部 B 超、细菌培养
6. 检测结果回报血常规白细胞正常，肝功能轻度异常，有黄疸，肾功能正常，肝炎病毒全项均为阴性。肥达反应异常，O 1∶320，H 1∶640，A 1∶40，B 1∶40，C 1∶40，初步诊断是
   A. 伤寒合并肝损伤
   B. 继发性肝损伤
   C. 自身免疫性肝炎
   D. 肾综合征出血热
   E. 钩端螺旋体病

四、简答题

1. 伤寒的主要传染源是什么？它的传播途径是什么？
2. 简述典型伤寒的临床分期及各期的主要临床特点。
3. 简述副伤寒的主要临床特征。

4. 简述伤寒与副伤寒的不同点。
5. 持续高热10天，临床高度疑似伤寒的患者应选择做哪些实验室检查？

参考答案

一、填空题

1. 内毒素
2. 菌体（O） 鞭毛（H） 表面（Vi）
3. 发病初期 极期 缓解期 恢复期
4. 肠出血 肠穿孔
5. ≥1∶80 ≥1∶160
6. 菌体抗原 鞭毛抗原
7. 喹诺酮类药物

二、名词解释

1. 复发 是指患者经治疗体温正常1～3周后，再次出现临床症状和体征，血培养再度呈阳性。

2. 再燃 是患者在疾病的缓解期体温下降，但未降至正常而再次发热，出现临床症状和体征，血培养常呈阳性。

3. 伤寒原发性菌血症 伤寒杆菌侵入胃肠道，在肠腔内繁殖并侵入肠黏膜淋巴组织及肠系膜淋巴结中继续繁殖，再由胸导管进入血流。

4. 伤寒二次菌血症 在原发性菌血症基础上伤寒杆菌随血流进入肝、脾、骨髓、胆囊等组织器官大量繁殖后再次入血，同时释放强烈的内毒素而产生临床表现。

三、选择题

A1 型题

1. A 2. D 3. A 4. B 5. C 6. A 7. E 8. D 9. C 10. A

A2 型题

1. E 2. B

B1

1. A 2. C 3. D 4. B 5. E

A3/A4 型题

1. B 2. A 3. C 4. A 5. A 6. A

四、简答题

1. 伤寒的主要传染源是患者和带菌者。被病原菌污染的水或食物、日常的生活接触、苍蝇和蟑螂等也可以经消化道传播。

2. 伤寒的自然病程分为四期：发病初期、极期、缓解期和恢复期。

（1）发病初期：发病第1周。全身毒血症状，发热、食欲不振伴全身不适，大约1周体温渐升高至39～40℃。

(2) 极期：病程第2～3周。持续高热，消化系统症状，相对缓脉，神经系统症状可有表情淡漠、反应迟钝，重症患者可出现中毒性脑炎（虚性脑膜炎）症状，肝、脾增大，并有玫瑰疹。

(3) 缓解期：病程第3～4周。上述症状减轻、好转，肝、脾回缩。

(4) 恢复期：病程第5周左右。体温正常，症状消失。

3. 副伤寒是由甲、乙、丙副伤寒杆菌引起的疾病。副伤寒甲、乙潜伏期短，病程短，预后好。多起病急，先有胃肠炎症状，如恶心、呕吐等，后出现发热，发热不规则。全身中毒症状轻，皮疹出现早而多。副伤寒丙的临床类型较多，败血症型发病急，不规则热，常伴寒战，可发展成脓毒血症，侵犯相关脏器，病情重，预后相对差。伤寒型和急性胃肠炎型以发热、呕吐、腹痛和腹泻为主。病程短，一般2～5天恢复。

4. 伤寒与副伤寒的不同点：病原菌不同，临床特点除副伤寒丙的败血症型外，基本靠临床不好区别，主要依据病原学结果和肥达反应。副伤寒肠出血和肠穿孔少见，但复发较伤寒常见。

5. 应做血常规、嗜酸性粒细胞计数检查。主要与其他细菌引起的发热性疾病相鉴别。伤寒患者白细胞计数一般为（3～5）$\times 10^9$/L，中性粒细胞减少，嗜酸性粒细胞明显减少或消失。

血培养为确诊依据，在发病第1～2周阳性率最高。

肥达反应可辅助诊断，尽管在疾病第2周其抗体效价未达高峰，但因发热2周已产生低滴度抗体，可做动态观察，1周后复检。

（乌　云）

第二节　细菌性食物中毒

测 试 题

一、填空题

1. 细菌性食物中毒分为__________和__________两类。
2. 引起胃肠型食物中毒常见的细菌有________、________、________、________等。
3. 胃肠型食物中毒的临床表现为________、________、________、________。
4. 治疗神经型食物中毒患者可选择的洗胃液为________、________。
5. 引起神经型食物中毒的细菌为________。

二、名词解释

1. 细菌性食物中毒　2. 神经型食物中毒

三、选择题

A1型题

1. 不属于引起胃肠型食物中毒的病原体是
A. 肉毒杆菌
B. 大肠埃希菌

C. 沙门菌
D. 变形杆菌
E. 葡萄球菌

2. 细菌性食物中毒中引起呕吐最严重的细菌是
A. 大肠埃希菌
B. 沙门菌属
C. 变形杆菌
D. 葡萄球菌
E. 志贺菌属

3. 治疗神经型食物中毒的特效药物为
A. 青霉素
B. 碳酸氢钠
C. 氧氟沙星
D. 抗病毒血清
E. 磺胺类

4. 副溶血性弧菌污染的食品是
A. 牛奶
B. 凉拌菜
C. 剩菜
D. 带鱼、黄鱼等海产品
E. 罐头

5. 肉毒毒素的毒性是
A. 神经毒性
B. 心脏毒性
C. 肾毒性
D. 肝、肾毒性
E. 血液毒性

A2 型题

某人在参加一次聚餐 4 小时后，突然出现发热、恶心、呕吐、腹痛和腹泻。腹泻开始为水样便，每天 6 次，1 天后转变为黏液便，恶心、呕吐稍缓解。一同参加聚餐的 3 人都出现类似的症状。根据以上症状应考虑的诊断是
A. 伤寒
B. 霍乱
C. 胃肠型食物中毒
D. 肉毒杆菌中毒
E. 细菌性痢疾

B1 型题

（1～3 题共用备选答案）
A. 沙门菌
B. 大肠埃希菌
C. 副溶血性弧菌
D. 变形杆菌
E. 葡萄球菌

1. 胃肠型食物中毒最常见的细菌是
2. 引起患者呕吐最严重的细菌是
3. 引起患者过敏反应的细菌是

A3/A4 型题

（1～4 题共用题干）

某年夏天，某县中心小学 48 名学生相继出现剧烈呕吐、上腹部剧烈疼痛、腹泻等症状，少数患者有低热。调查得知发病学生在当天中午均吃过学校供应的课间餐（外购的奶油蛋糕），未吃的学生未发病。患者发病的潜伏期最短为 1 小时，最长为 6 小时。

1. 这些患者最可能的诊断是
A. 伤寒
B. 霍乱
C. 细菌性食物中毒
D. 细菌性痢疾
E. 病毒性腹泻

2. 引起此次事件最可能的病原体是
A. 肠道病毒
B. 志贺菌属
C. 肉毒杆菌
D. 伤寒杆菌
E. 沙门菌属

3. 为了明确诊断，最需要做下列哪项实验室检查
A. 血常规
B. 粪便细菌培养
C. 动物实验
D. 大便常规
E. 血培养

4. 针对这起事件，主要的治疗措施是
A. 应用多价抗病毒血清
B. 应用止痛剂

C. 服用改变肠道菌群的制剂
D. 彻底洗胃、灌肠
E. 静脉补充水、电解质，静脉输注抗生素

四、简答题

1. 细菌性食物中毒的临床特点是什么?
2. 胃肠型食物中毒的治疗措施有哪些?
3. 神经型食物中毒的临床表现是什么?

参考答案

一、填空题

1. 胃肠型食物中毒　神经型食物中毒
2. 沙门菌属　副溶血性弧菌　变形杆菌　葡萄球菌
3. 恶心　呕吐　腹痛　腹泻
4. 5%碳酸氢钠溶液　1∶4000 高锰酸钾溶液
5. 肉毒杆菌

二、名词解释

1. 细菌性食物中毒　指进食被细菌及其毒素污染的食物而引起的急性感染中毒性疾病。根据临床表现的不同，分为胃肠型食物中毒和神经型食物中毒。

2. 神经型食物中毒　又称肉毒中毒，是因进食含有肉毒杆菌外毒素的食物而引起的中毒性疾病。临床上以恶心、呕吐及中枢神经系统症状如眼肌及咽肌瘫痪为主要表现。

三、选择题

A1 型题

1. A　2. D　3. D　4. D　5. A

A2 型题

C

B1 型题

1. A　2. E　3. D

A3/A4 型题

1. C　2. E　3. B　4. E

四、简答题

1. 细菌性食物中毒的特点为：①常集体发病，发病者与食入同一污染食物有明确的关系。②潜伏期短，突然发病，临床表现以急性胃肠炎为主。肉毒杆菌中毒则以眼肌和咽肌等肌肉瘫痪为主。③病程较短，多数在 2～3 天内自愈。④多发生于夏秋季。

2. ①一般治疗：卧床休息。早期饮食应为易消化的流质或半流质饮食，宜清淡，多饮糖盐水。病情好转后可恢复正常饮食。②对症治疗：吐泻、腹痛剧烈者暂禁食，给予复方颠茄

片口服或注射 654-2 210mg，亦可皮下注射阿托品 0.5mg。能进食者应给予口服补液盐。剧烈呕吐不能进食或腹泻频繁者，给予葡萄糖氯化钠注射液静脉滴注。出现酸中毒者酌情补充 5%碳酸氢钠注射液。脱水严重甚至休克者，应积极补充液体，保持电解质平衡并给予抗休克处理。③病原治疗：一般可不用抗菌药物。伴有高热的严重患者可按不同的病原菌选择抗菌药物。

3. 潜伏期 12～36 小时。起病突然，病初可有头痛、头昏、眩晕、乏力、恶心和呕吐。继而，眼内外肌瘫痪，出现眼部症状，如视力模糊、复视、眼睑下垂、瞳孔散大，对光反射迟钝或消失。胆碱能神经的传递作用受损时，可出现便秘、腹胀、尿潴留及唾液和泪液分泌减少，重症患者出现咀嚼困难、吞咽困难、言语困难、呼吸困难等脑神经损害症状。

（石晓峰）

第三节　细菌性痢疾

测试题

一、填空题

1. 痢疾杆菌释放的________是引起全身反应如发热、毒血症及休克的重要因素。________还可产生外毒素，具有________、________和________。

2. 中毒性细菌性痢疾分为________、________、________。

3. 痢疾杆菌分为四个群，即________、________、________、________。目前我国流行的细菌性痢疾以________为主，________型感染易致慢性，________型感染的临床症状最重。

4. 临床上慢性细菌性痢疾分为三型，即________、________、________。

5. 细菌性痢疾可以反复感染的原因为________和________。

6. 急性细菌性痢疾如果迁延不愈，病程超过________个月，则称为慢性细菌性痢疾。

二、名词解释

1. 里急后重　2. 瑞特综合征（Reiter syndrome）

三、选择题

A1 型题

1. 细菌性痢疾患者做大便培养时，哪种做法是错误的
   A. 采取带脓血或黏液的大粪便
   B. 标本勿被小便污染
   C. 立即送检
   D. 在用抗菌药物 2 日后送检
   E. 早期多次送检可提高阳性率

2. 中毒型细菌性痢疾的发病因素中最重要的是
   A. 感染大量痢疾杆菌
   B. 发病后未及时治疗
   C. 细菌侵入血流引起败血症所致
   D. 机体免疫功能低下
   E. 特异体质对细菌毒素产生强烈的过敏反应

3. 关于细菌性痢疾下列哪一项是**错误**的
   A. 在我国以 B 群福氏志贺菌为主要

流行菌群

B. 细菌性痢疾患者血培养常可检出痢疾杆菌

C. 急性细菌性痢疾病程超过 2 个月者为慢性细菌性痢疾

D. 由于病后的免疫力短暂且不稳定，故可重复感染

E. 急性细菌性痢疾的肠道病变主要在降结肠

4. 中毒型细菌性痢疾多见于

A. 新生儿

B. 婴幼儿

C. 2～7 岁儿童

D. 中青年人

E. 老年人

5. 急性阿米巴痢疾与急性细菌性痢疾鉴别的最主要依据是

A. 全身中毒症状

B. 肉眼大便外观

C. 腹部压痛部位

D. 大便检出病原体

E. 乙状结肠镜检所见肠黏膜病变

6. 下列哪项不符合急性细菌性痢疾的特点

A. 肠道病变以直肠和乙状结肠最为显著

B. 黏液脓血便

C. 腹痛以右下腹为著，且右下腹压痛阳性

D. 肠鸣音亢进

E. 里急后重

7. 预防细菌性痢疾的综合措施中应以哪项为重点

A. 治疗隔离患者

B. 发现处理带菌者

C. 切断传播途径

D. 口服依链株双价痢疾活菌苗

E. 流行季节预防服药

8. 痢疾杆菌的主要致病因素是

A. 吞入细菌的数量

B. 外毒素

C. 神经毒素

D. 侵袭力和内毒素

E. 肠毒素

9. 关于中毒型细菌性痢疾的临床特点，下列错误的是

A. 发病急、高热，反复惊厥、昏迷

B. 肠道症状可不明显，腹痛、腹泻常较轻

C. 很少发生休克与呼吸衰竭

D. 大便常规镜检有大量脓细胞、白细胞或红细胞

E. 血常规白细胞总数和中性粒细胞升高

10. 用于细菌性痢疾确定诊断的是

A. 特异性抗原

B. 特异性抗体 IgG

C. 病原体的核酸

D. 病原菌培养阳性

E. 特异性抗体 IgM

A2 型题

1. 患者，男，16 岁，2 天前有进不洁水果史，现出现发热，体温 38.5℃，腹痛、腹泻伴里急后重，大便次数每日 10 余次。自服红霉素未见明显效果。进一步治疗首先选用下列何种药物

A. 喹诺酮类药物

B. 青霉素

C. 四环素

D. 第三代头孢菌素

E. 利福平

2. 患者，女，40 岁，1 周内有不洁饮食史。目前体温 39℃，恶心未吐，有腹痛、腹泻。腹痛以脐周为著，呈阵发性痉挛性疼痛。大便每日数十次，为粉红色黏液脓血便，伴里急后重，就诊于社区卫生院。诊断为急性细菌性痢疾。给予静脉点滴左氧氟沙星 0.1g，每日 3 次，治疗 3 天，效果欠佳。最可能的原因是

A. 抗生素耐药

B. 抗生素剂量不够
C. 诊断错误
D. 疗程不够
E. 治疗不及时

B1 型题

（1～4 题共用备选答案）

A. 盲肠及结肠
B. 回肠末端
C. 直肠和乙状结肠
D. 小肠
E. 空肠、回肠和结肠

1. 细菌性痢疾的病变部位是
2. 伤寒的病变部位主要是
3. 阿米巴痢疾的病变部位多见于
4. 空肠弯曲菌感染所致的肠道病变主要发生于

A3/A4 型题

（1～3 题共用题干）

患者，男，17 岁，因高热 1 天伴神志不清 2 小时就诊。查体：体温 40℃，神志不清，面色苍白，四肢凉冷，脉细速。测血压 70/40mmHg。血常规：白细胞计数 18×10^9/L，中性粒细胞 90%。追问病史，前一日曾进食不洁食物。

1. 该患者的诊断应首先考虑
A. 乙型脑炎
B. 暴发型流脑
C. 中毒型细菌性痢疾
D. 败血症
E. 脑型疟疾

2. 为进一步诊断，应立即进行下列哪项检查
A. 血培养
B. 血涂片找疟原虫
C. 肛拭子采集大便镜检
D. 检测乙脑特异性抗体 IgM
E. 脑脊液常规和生化检查

3. 该患儿应该采取的治疗原则是
A. 抗感染、抗休克、对症治疗
B. 大量补液
C. 应用糖皮质激素
D. 纠正酸中毒，扩充血容量
E. 抗感染

四、简答题

1. 简述中毒型细菌性痢疾的临床特点。
2. 简述中毒型细菌性痢疾休克型的治疗原则。
3. 简述中毒型细菌性痢疾与流行性乙型脑炎的鉴别诊断要点。

参考答案

一、填空题

1. 内毒素　痢疾志贺菌　肠毒性　神经毒性　细胞毒性
2. 休克型（周围循环衰竭型）　脑型（呼吸衰竭型）　混合型
3. 痢疾志贺菌　福氏志贺菌　鲍氏志贺菌　宋内志贺菌　福氏志贺菌　福氏志贺菌　痢疾志贺菌
4. 慢性迁延型　急性发作型　慢性隐匿型
5. 病后获得的免疫力持续时间较短　不同菌群和血清型之间无交差免疫
6. 2 个月

二、名词解释

1. 里急后重　由于直肠存在炎症，出现肛门坠胀感，感觉排便未净、排便频繁，但每次排便量甚少，且排便后未感觉轻松。

2. 瑞特综合征　肠道细菌（主要是志贺菌属）感染后出现关节炎、尿道炎和结膜炎三联征，其中关节炎症状可长达数年。

三、选择题

A1 型题

1. D　2. E　3. B　4. C　5. D　6. C　7. C　8. D　9. C　10. D

A2 型题

1. D　2. B

B1 型题

1. C　2. B　3. A　4. E

A3/A4 型题

1. C　2. C　3. A

四、简答题

1. 中毒型细菌性痢疾的临床特点为：①2～7 岁儿童多见。②起病急骤，突然畏寒、高热，出现严重的毒血症症状，可迅速出现（常于 24h 内）循环衰竭和（或）中毒性脑病的临床表现。③消化道症状多不明显，病初可无腹痛、腹泻，可于发病数小时后方出现腹泻及痢疾样大便。④按其临床表现不同分为三型：休克型、脑型和混合型。休克型（周围循环衰竭型）主要以感染性休克为主要表现。可出现面色苍白、皮肤发花、四肢厥冷及发绀、脉搏细数、血压下降，可伴有少尿及轻重不等的意识障碍。此型较为多见。脑型（呼吸衰竭型）以中枢神经系统症状为主要临床表现，出现脑水肿及颅内压升高的临床表现，表现为烦躁不安、呕吐、惊厥、昏迷，严重者可发生脑疝，出现中枢性呼吸衰竭及瞳孔变化。混合型同时具有以上两型的临床表现，病情最为凶险，病死率极高。

2. 中毒型细菌性痢疾休克型的治疗原则为：该型病情凶险，应积极采取综合抢救措施。①病原治疗，应用有效抗菌药物（成人可选用喹诺酮类，儿童可选用第三代头孢菌素）静脉滴注。②一般治疗及对症治疗，维持水、电解质及酸碱平衡，密切观察生命体征及病情变化，做好护理，减少并发症。高热时可采用物理降温及应用退热药或糖皮质激素。高热伴烦躁、惊厥者，可采用亚冬眠疗法。反复惊厥者可予地西泮或水合氯醛灌肠等。③积极抗休克治疗，迅速扩充血容量及纠正酸中毒，快速输入低分子右旋糖酐、葡萄糖盐水及 5%碳酸氢钠（3～5ml/kg 体重）等；应用血管活性药物改善微循环，在扩充血容量的基础上尽早应用山莨菪碱（654-2，成人每次 10～60mg，儿童每次 1～2ml/kg 体重）静脉输入，血压仍不回升者可考虑应用升压药；保护重要脏器功能，如有心力衰竭用毛花苷 C；短期应用糖皮质激素。

3. 中毒型细菌性痢疾与流行性乙型脑炎的鉴别诊断要点为：①中毒型细菌性痢疾起病较乙脑更急，常在发病 24h 内即出现高热、抽搐、昏迷。乙脑病情进展相对缓慢。②中毒型细菌性痢疾常伴有循环衰竭（中毒性休克），乙脑休克极少见，而意识障碍及脑膜刺激征明显。③中毒型细菌性痢疾一般无脑膜刺激征，脑脊液检查多正常，而乙脑脑脊液检查有异常变化（符合病毒性脑炎改变）。④中毒型细菌性痢疾患者肛拭子或生理盐水灌肠取大便镜检，可见多数白细胞和（或）脓细胞及红细胞，而乙脑患者乙脑特异性 IgM 抗体阳性。

（王勤英）

第四节　霍　乱

测 试 题

一、填空题

1. 霍乱的发病机制主要是由＿＿＿＿＿＿引起的分泌性腹泻。

2. ＿＿＿＿和＿＿＿＿是霍乱的主要传染源。胃酸具有强大的杀弧菌作用，只有在＿＿＿＿＿、＿＿＿＿＿或＿＿＿＿，并有足够量的霍乱弧菌进入时，才引起发病。

3. 霍乱最常见的严重并发症为＿＿＿＿＿＿。

4. 霍乱的治疗原则为＿＿＿＿＿＿，＿＿＿＿＿＿，＿＿＿＿＿＿。

5. 对霍乱患者应隔离治疗，直至症状消失后＿＿＿＿天，并隔日大便培养一次，连续＿＿＿＿次阴性方可解除隔离。对接触者应严密检疫＿＿＿＿天。

二、名词解释

1. 霍乱　2. 干性霍乱　3. 定居因子

三、选择题

A1 型题

1. 关于霍乱，下列哪项不正确
   A. 患者常存在水、电解质紊乱和代谢性酸中毒
   B. 患者出现剧烈腹泻，多无腹痛和里急后重
   C. 大便性质为清水样或米泔水样
   D. 常出现循环衰竭
   E. 治疗以抗菌药物为主，静脉补液和口服补液为辅

2. 霍乱的治疗以下列哪项为主
   A. 卧床休息、流质饮食
   B. 补液疗法
   C. 抗生素治疗
   D. 一般对症治疗
   E. 输血或血浆

3. 霍乱最可靠的检查是
   A. 大便培养
   B. 大便悬滴镜检
   C. 大便涂片染色
   D. 大便暗视野镜检
   E. 血清凝集试验

A2 型题

患者，男，48 岁，腹泻、呕吐 3 小时，腹泻共 10 余次。初起含粪质，后为黄色水样便，无发热、腹痛和里急后重。体格检查：血压 82/62mmHg，脉搏 106 次/分，呼吸 22 次/分，表情呆滞，呈中度脱水貌，心、肺未见异常，腹部无压痛及反跳痛。该患者诊断应首先考虑
   A. 细菌性食物中毒
   B. 急性细菌性痢疾
   C. 病毒性肠炎
   D. 霍乱

E. 阿米巴痢疾

B1 型题

(1～5 题共用备选答案)

A. 钩体病
B. 肾综合征出血热
C. 细菌性痢疾
D. 霍乱
E. 疟疾

1. 最常发生脱水的传染病是
2. 最常发生肝衰竭的传染病是
3. 最常表现为里急后重的传染病是
4. 最常发生休克的传染病是
5. 最常发生贫血的传染病是

A3/A4 型题

(1～2 题共用题干)

患者，女，36 岁。突起腹泻 6 小时，大便 20 多次，为水样便，无黏液、脓血，无发热、呕吐、腹痛等。体格检查：血压 78/56mmHg，脉搏 110 次/分，呼吸 24 次/分，神志模糊，烦躁不安。皮肤干皱，眼窝凹陷。心、肺未见阳性体征，腹呈舟状，无压痛和反跳痛，肝、脾未及。血常规：血红蛋白 150g/L，白细胞 12×10^9/L，中性粒细胞 75%，淋巴细胞 25%。

1. 该患者最可能的诊断是
A. 急性细菌性痢疾
B. 霍乱
C. 细菌性食物中毒
D. 肠阿米巴病
E. 急性胃肠炎

2. 下列哪项检查对该患者的诊断最有帮助
A. 大便常规
B. 大便涂片染色
C. 大便培养
D. 血培养
E. 血清学检查

四、简答题

1. 简述霍乱疑似诊断的标准。
2. 简述霍乱确定诊断的标准。
3. 简述霍乱的补液治疗原则。
4. 简述霍乱的预防措施。

参考答案

一、填空题

1. 霍乱肠毒素
2. 患者　带菌者　大量进水　饮食　胃酸缺乏
3. 急性肾衰竭
4. 严格隔离　及时补液　辅以抗菌和对症治疗
5. 6　3　5

二、名词解释

1. 霍乱　是由霍乱弧菌引起的烈性肠道传染病，属国际检疫传染病，我国将其列为甲类传染病。典型患者由于剧烈腹泻和呕吐，可引起严重脱水而导致周围循环衰竭和急性肾衰竭，诊治不及时易导致死亡。

2. 干性霍乱 又称暴发型霍乱，起病急骤，患者尚未出现腹泻和呕吐症状即迅速出现中毒性休克而导致死亡。

3. 定居因子 霍乱弧菌体表有一种特殊的菌毛即毒素协同菌毛 A，在霍乱弧菌定居人类肠道中其重要作用，也被称为“定居因子”。

三、选择题

A1 型题

1. E 2. B 3. A

A2 型题

D

B1 型题

1. D 2. A 3. C 4. B 5. E

A3/A4 型题

1. B 2. C

四、简答题

1. 符合以下两项中一项者：①有典型症状，但病原学检查未明确者。②流行期间有明显接触史，且出现泻吐症状，不能以其他原因解释者。对疑似病例应填写疑似霍乱报告、隔离、消毒，并每日做大便培养，连续 3 次阴性，且血清学检查 2 次阴性，可否定诊断并做出更正报告。

2. 有下列三项中一项者可以确诊：①有泻吐症状，大便培养有霍乱弧菌生长者。②流行区人群，有典型症状，但大便培养无霍乱弧菌生长者，经血清凝集抗体测定效价呈 4 倍或以上升高者。③虽无症状但大便培养阳性，且在大便检查前后 5 天内曾有腹泻表现，并有密切接触史者。

3. 及时补液，包括静脉补液和口服补液。静脉补液适用于重度脱水、不能口服的中度脱水及极少数轻度脱水患者。补液原则为早期、迅速、足量，先盐后糖，先快后慢，纠酸补钙，见尿补钾，对老人、婴幼儿及心肺功能不全的患者补液不可过快，边补边观察治疗反应。口服补液适用于轻、中度脱水患者及纠正低血容量性休克后的重度脱水患者。

4. ①控制传染源：建立、健全肠道门诊，对腹泻患者进行登记和采集大便培养。对患者应隔离治疗至症状消失后 6 天，并隔日大便培养 1 次，连续 3 次阴性。对接触者应严密检疫 5 天，留大便培养并服药预防。②切断传播途径：改善环境卫生，加强饮水消毒和食品管理。对患者或带菌者的大便与排泄物均应严格消毒，杀蛆灭蝇。③提高人群免疫力：口服霍乱菌苗可减少急性病例，控制流行规模。

（王勤英）

第五节 布鲁菌病

测试题

一、填空题

1. 布鲁菌为革兰染色________菌，可分为________、________、________、________、

________、________6个型。

2. 布鲁菌主要通过人的________侵入，病后产生较强的免疫力。

3. 布鲁菌病的诊断依据是________史、________和________、________、________症状，以及________、________肿大。

4. 布鲁菌病的病理改变以________最常见。

5. 布鲁菌病神经系统的症状主要是________和________痛。

6. 布鲁菌在细菌培养基上生长________，需________周以上。该菌的主要致病因素是________。

7. 布鲁菌病的传染源主要是________，其次是________和________。

8. 治疗布鲁菌病应该________用药。

9. 布鲁菌病又称为________热。

二、名词解释

布氏菌病

四、选择题

A1型题

1. 哪型布鲁菌对人的致病力最强
   A. 猪型
   B. 牛型
   C. 犬型
   D. 羊型
   E. 森林鼠型

2. 布鲁菌病的主要传播途径是
   A. 接羔
   B. 吃肉
   C. 挤奶
   D. 喝奶
   E. 剪羊毛

3. 布鲁菌病的流行地区广泛，但主要高发区是在
   A. 牧区
   B. 沿海
   C. 城市
   D. 山区
   E. 村镇

4. 关于布鲁菌病的发病机制，下列哪项是错误的
   A. 发病机制与细菌、毒素和变态反应有关
   B. 布鲁菌经淋巴管进入淋巴结繁殖，形成原发病灶
   C. 病原菌多次进入血流，引起症状反复加重
   D. 病原菌被单核-巨噬细胞消灭，故无复发
   E. 细菌破坏后释放内毒素和其他物质，导致毒血症

5. 关于布鲁菌病末梢血常规检测，正确的是
   A. 白细胞计数升高，中性粒细胞升高
   B. 白细胞计数升高，嗜酸性粒细胞升高
   C. 白细胞计数正常或减少，淋巴细胞或单核细胞升高
   D. 白细胞计数正常，血小板明显减少
   E. 白细胞计数正常或减少，嗜酸性粒细胞升高

A2型题

1. 患者，男，45岁，反复间断发热2个月，体温波动在38～38.5℃，热退时大汗淋漓，湿透衣物，伴乏力、

腹胀。肝肋下 1cm，脾肋下 2.0cm，质软。血白细胞 $4.5\times10^9/L$。临床高度疑似布鲁菌病，进一步检测结果回报布鲁菌病血清学阳性，临床首先考虑的是
A. 发热待查
B. 伤寒
C. 布鲁菌病
D. 结核病
E. 副伤寒

2. 患者，男，38 岁，从事牲畜屠宰，反复发热 20 多天，伴全身不适、乏力、关节痛，体温曾高达 39.2℃。体格检查：体温 38.4℃，脉搏 86 次/分。两腋下分别可触及 2～3 个 1cm×1cm 淋巴结，质韧，无压痛。心、肺正常，肝肋下 2.5cm，质韧，边缘钝。脾侧位可及 2cm，质软。血白细胞 $4.2\times10^9/L$，中性粒细胞 55%，淋巴细胞 45%。肝功能：ALT 84U/L，抗 HAV IgG 阳性。肥达反应：抗“O” 1∶80，抗“H” 1∶640，布鲁菌凝集试验 1∶320阳性。此病例的诊断最大可能是
A. 伤寒
B. 布鲁菌病
C. 慢性肝炎
D. 风湿性关节炎
E. 急性甲型肝炎

B1 型题

(1～5 题共用备选答案)

A. 布鲁菌病
B. 伤寒
C. 结核病
D. 败血症
E. 风湿热

1. 高热、寒战、血白细胞及中性粒细胞明显升高，临床考虑
2. 发热，伴咳嗽，红细胞沉降率加快，肺部阴影，临床考虑
3. 发热，实验室检查布鲁菌凝集试验阳性
4. 发热伴环形红斑、红细胞沉降率加快，抗“O”升高，临床考虑
5. 发热，实验室检查肥达反应 O 1∶320，H 1∶640，临床考虑

A3/A4 型题

(1～3 题共用题干)

患者，男，47 岁，家住牧区，牧羊人，每年自行接羔保羔。主诉 30 天前开始发热、多汗、全身不适，伴游走性关节痛，当地按感冒给予对症治疗后热退，症状好转。近 10 天再次出现发热，症状较前次加重，收住院。体温 38.5℃，脉搏 88 次/分，肝肋下 1.5cm，脾肋下 2cm，胸、腹部未见皮疹。血白细胞 $4.4\times10^9/L$，中性粒细胞 56%。肝功能 ALT 150U/L，AST 120U/L，大、小便常规未见异常，细菌培养等待结果。

1. 此患者最可能的诊断是
A. 上呼吸道感染
B. 布鲁菌病
C. 发热待查
D. 肝炎病因待查
E. 自身免疫性疾病

2. 流行病学最有辅助诊断价值的是
A. 牧民，居住在牧区，有羊接触史
B. 定期到镇上购物
C. 同村有布鲁菌病患者
D. 每年自行接羔保羔
E. 外出就餐

3. 下列哪项检查有确诊价值
A. 血常规
B. 肝功能
C. 细菌学培养
D. 布鲁菌凝集实验
E. 大便常规

(4～7 题共用题干)

患者，男，23 岁，个体商贩。近 2 周无明原因出现发热、多汗、关节酸痛，右侧睾

丸明显肿大、触痛，就诊于泌尿外科。查体：发热面容，体温39℃，血压118/76mmg，脉搏90次/分。肝肋下2cm，脾肋下1cm。以“睾丸肿大、性质待查”收入病房。给予抗感染、对症治疗1周，症状无好转，持续发热，高热退后大汗淋漓，衣服、被褥湿透。追问病史，患者2个月前收购死羊羔。

4. 该患者入院时最可能的诊断是
A. 睾丸炎
B. 布鲁菌病
C. 肝、脾增大原因待查
D. 伤寒
E. 结核病

5. 以下检查项目中你认为哪一项最有诊断价值
A. 血常规
B. 肥达反应
C. 布鲁菌凝集试验
D. B超检查
E. 肝功能测定

6. 与相关疾病的鉴别诊断哪一项关系不大
A. 伤寒与副伤寒
B. 风湿热
C. 结核病
D. 败血症
E. 原发性高血压

7. 在治疗的过程中，首选药物是
A. 头孢菌素类
B. 糖皮质激素
C. 利福平＋多西环素
D. 利福平＋红霉素
E. 青霉素

四、简答题

1. 急性、亚急性布鲁菌病的主要临床特点是什么?
2. 应如何预防布鲁菌病?

参考答案

一、填空题

1. 阴性　羊　牛　猪　犬　森林鼠　绵羊附睾型
2. 皮肤和黏膜
3. 流行病　发热　多汗　关节痛　神经系统　肝　脾　淋巴结
4. 单核-巨噬细胞系统
5. 腰骶神经　坐骨神经
6. 缓慢　1周　内毒素
7. 羊　猪　牛
8. 联合
9. 波浪热

二、名词解释

布鲁菌病又称波浪热，是由布鲁菌引起的人畜共患的动物源性传染病，临床上以长期间断发热、多汗、关节痛、肝和脾增大，易导致慢性化为特征。

四、选择题

A1 型题

1. D 2. A 3. A 4. D 5. C

A2 型题

1. C 2. B

B1 型题

1. D 2. C 3. A 4. E 5. B

A3/A4 型题

1. B 2. D 3. C 4. B 5. C 6. E 7. C

四、简答题

1.①持续发热，一般为 2～3 周或更长，间歇数日至 2 周无热期后再度发热。多汗是本病的突出症状，高热患者体温下降时大汗淋漓。②关节痛：多发生于大关节，如膝、腰、肩、骨关节，也可以数个关节同时受累。③神经系统症状：以腰骶神经根和坐骨神经痛多见。④生殖系统症状：男性可发生睾丸炎，个别患者可发生鞘膜积液。女性患者可发生卵巢炎、输卵管炎及子宫内膜炎。⑤肝、脾增大，淋巴结肿大：约半数患者可出现肝增大和肝区疼痛，羊型、牛型布鲁菌感染可出现非特异性肝炎或肉芽肿，也可发展为肝硬化。猪型菌感染可引起肝化脓性改变。脾多为轻度增大。淋巴结肿大时无明显疼痛，可自行消散，亦可发生化脓。

2.①管理传染源：病畜隔离放牧，专用牧场。②切断传播途径：加强畜产品的卫生监督，生乳在出售前应严格采用巴氏消毒。乳类应煮开后饮用。禁止销售病畜的乳或肉类。③对易感人群和牲畜应定期（每年）进行预防接种。易感者工作时做好个人防护。

（乌　云）

第六节　鼠　疫

测 试 题

一、填空题

1. 鼠疫是由__________引起的一种烈性传染病，属于自然疫源性疾病。自然宿主为__________，传播媒介为__________。

2. 鼠疫根据其临床表现的不同，可分为__________、__________和__________。

3. 治疗腺鼠疫时，对肿大的淋巴结切忌__________。

二、名词解释

黑死病

三、选择题

A1 型题

1. 鼠疫是我国法定哪一类传染病
   A. 甲类
   B. 乙类
   C. 丙类
   D. 丁类
   E. 不属于任何一类
2. 鼠疫的主要传播媒介是
   A. 蚊虫
   B. 鼠蚤
   C. 昆虫
   D. 家禽
   E. 蜱
3. 鼠疫的临床分型中，最为凶险的是
   A. 腺鼠疫
   B. 肺鼠疫
   C. 败血症型鼠疫
   D. 皮肤鼠疫
   E. 肠鼠疫
4. 在鼠疫的血清检查中，可对鼠疫感染做出快速诊断的是
   A. 间接血凝法
   B. 酶联免疫吸附试验
   C. 放射免疫沉淀试验
   D. 荧光抗体法
   E. 聚合酶链反应
5. 消灭鼠疫的根本性措施是
   A. 鼠疫疫苗接种
   B. 消灭传染源
   C. 切断传播环节
   D. 抗生素治疗
   E. 对症治疗
6. 鼠疫主要是通过下列哪种媒介传播的自然疫源性烈性传染病
   A. 野鼠
   B. 鼠蚤
   C. 蚊子
   D. 家鼠
   E. 螨虫
7. 腺鼠疫的主要临床特征是
   A. 高热
   B. 淋巴结肿大
   C. 咳嗽
   D. 头痛
   E. 出血

A2 型题

1. 患者，男，25 岁，10 天前曾到过鼠疫流行区，近期突发高热、胸痛和呼吸困难，咳血性泡沫痰。肺部闻及少量散在湿啰音。X 线胸片检查呈支气管肺炎改变。该患者最可能的诊断是
   A. 腺鼠疫
   B. 肺鼠疫
   C. 败血症型鼠疫
   D. 皮肤鼠疫
   E. 肠鼠疫
2. 一位男性鼠疫患者，在全身多处淋巴结肿大等症状出现 2 天后，突然病情加重，出现了昏迷、全身广泛出血、休克、弥散性血管内凝血以及心力衰竭。该患者最可能的诊断为
   A. 腺鼠疫
   B. 肺鼠疫
   C. 腺鼠疫合并败血症型鼠疫
   D. 腺鼠疫合并肺鼠疫
   E. 肺鼠疫合并败血症型鼠疫

B1 型题

（1～2 题共用备选答案）

A. 鼠蚤叮咬传播
B. 呼吸道飞沫传播
C. 消化道传播
D. 经患者传播
E. 经野鼠传播

1. 肺鼠疫的主要传播途径是
2. 腺鼠疫的主要传播途径是

A3/A4 型题

(1～4 题共用题干)

患者，女，18 岁，1 周前曾到过鼠疫疫区。近日突发高热寒战、全身乏力、肌肉疼痛，并有腹股沟等多处淋巴结肿大。淋巴结与周围组织有粘连，因局部红肿、剧痛而使患者呈强迫体位。患者有明显的出血倾向。实验室检查：白细胞计数为 30×10^9/L，以中性粒细胞增多为主。尿常规检查可见蛋白尿及血尿，尿量减少。考虑患者感染了鼠疫。

1. 该患者最可能患的是哪种类型的鼠疫
   A. 腺鼠疫
   B. 肺鼠疫
   C. 败血症型鼠疫
   D. 皮肤鼠疫
   E. 肠鼠疫
2. 该型鼠疫最应与下列哪种疾病相鉴别
   A. 大叶性肺炎
   B. 急性淋巴结炎
   C. 肺炭疽
   D. 败血症
   E. 肾综合征出血热
3. 对局部肿大的淋巴结采取的治疗措施错误的是
   A. 可以挤压
   B. 局部湿热敷
   C. 淋巴结已软的患者可行切开引流
   D. 病灶部位可涂四环素软膏
   E. 可采用红外线照射
4. 与该患者有过接触的人，对其采取的最正确的措施是
   A. 不用采取任何措施
   B. 医学观察 9 天
   C. 留验接触者 9 天
   D. 口服四环素即可
   E. 曾接受预防接种者检疫 10 天

四、简答题

1. 哪一型鼠疫最常见？其主要的临床表现是什么？
2. 鼠疫的病原治疗原则是什么？最佳的抗菌药物有哪些？
3. 一旦发生鼠疫后，应采取哪些预防措施？

参考答案

一、填空题

1. 鼠疫耶尔森菌　鼠类　鼠蚤
2. 腺鼠疫　肺鼠疫　败血症型鼠疫
3. 挤压

二、名词解释

黑死病：败血症型鼠疫因循环衰竭严重，出现皮肤和黏膜出血、鼻出血、呕吐、便血或血尿、弥散性血管内凝血和心力衰竭，多在发病后 24h 内死亡，很少超过 3 天。病死率极高。因皮肤广泛出血、瘀斑、发绀、坏死，故患者死后尸体呈紫黑色，故称“黑死病”。

三、选择题

A1 型题

1. A　2. B　3. C　4. D　5. B　6. B　7. B

A2 型题

1. B 2. C

B1 型题

1. B 2. A

A3/A4 型题

1. A 2. B 3. A 4. C

四、简答题

1. 最常见的类型是腺鼠疫。主要临床表现为骤起寒战、高热、头痛，随即出现淋巴结肿大。淋巴结肿大的好发部位依次为腹股沟淋巴结、腋淋巴结以及颈部和颌下淋巴结，多为单侧。淋巴结及其周围组织显著红、肿、热、痛，并与周围组织粘连成块，剧烈触痛。患者处于强迫体位。患者的毒血症症状随之加重，呈醉酒状，步履蹒跚，肝、脾增大，皮肤和黏膜可见瘀点、瘀斑。4～5 天后淋巴结化脓溃破，随之病情缓解。若治疗及时，淋巴结肿大可逐渐消退；如治疗不及时，1 周后淋巴结很快化脓、破溃，随之病情缓解，部分可发展为败血症、严重毒血症及心力衰竭或肺鼠疫。

2. 治疗原则是：早期、足量、联合应用敏感的抗菌药物。抗菌药物以链霉素、庆大霉素、四环素和多西环素效果最佳。

3. 预防鼠疫发生的关键是采取灭鼠、灭蚤及预防接种。

(1) 管理传染源：灭鼠、灭蚤，监测和控制鼠间鼠疫。加强疫情报告。严格隔离患者，应分别隔离患者和疑似患者。接触者留验 9 天，曾接受预防接种者应检疫 12 天。患者的分泌物与排泄物应彻底消毒或焚烧。死于鼠疫者的尸体应用尸袋严密包扎后焚烧。

(2) 切断传播途径：加强国际检疫与交通检疫，对来自疫区的车、船、飞机进行严格检疫并灭鼠、灭蚤，防止被鼠蚤叮咬。

(3) 保护易感者

①加强个人防护：参与治疗或进入疫区的医护人员必须穿防护服和高筒靴，并戴面罩、厚口罩、防护眼镜和橡皮手套等。

②预防性服药：可口服磺胺嘧啶。

③预防接种：主要对象是疫区及周围的人群、参加防疫的工作人员及进入疫区的医务工作者。非流行区人员应在鼠疫活菌苗接种 10 天后方可进入疫区。

（贺蕊霞）

第七节 炭 疽

测试题

一、填空题

1. 炭疽的传染源主要是__________，传播途径包括__________、________、________。

2. 炭疽的临床类型有________、________、________、________和________。

3. 炭疽的病原治疗的首选药物是__________。

4. 炭疽杆菌可产生三种毒性蛋白（外毒素），分别是__________、__________和__________。

5. 皮肤炭疽局部可用__________湿敷，严禁__________和__________，以防感染扩散和形成败血症。

二、名词解释

炭疽

三、选择题

A1 型题

1. 对于经常接触病畜或接触皮毛的工作人员，为了预防炭疽所应用的免疫制剂为
   A. 减毒活疫苗
   B. 细菌脂多糖
   C. 抗毒素
   D. 类毒素
   E. 特异性免疫球蛋白

2. 炭疽的病原治疗首选
   A. 链霉素
   B. 氯霉素
   C. 红霉素
   D. 青霉素
   E. 四环素

3. 皮肤炭疽局部湿敷多选用
   A. 高锰酸钾溶液
   B. 生理盐水
   C. 醋酸溶液
   D. 新洁尔灭溶液
   E. 过氧化氢溶液

4. 皮肤炭疽局部水疱消毒后可
   A. 刺破疱皮，挤出疱液
   B. 用消毒纱布加压包扎
   C. 用无菌针管抽尽水疱基底部疱液
   D. 剪去疱皮，引流疱液
   E. 剪去坏死组织，引流疱液

A2 型题

患者，男，45 岁，牧民。主因发热、肌肉、关节痛 2 天入院。病前 3 天患者曾于家中屠宰一头患病的牛。查体：体温 38.2℃，脉搏 102 次/分，呼吸 18 次/分，血压 130/85mmHg。神志清，周身皮肤无皮疹，左手背部可见一大小 10mm×15mm 的皮肤破损，略痒，疼痛不明显，周围组织肿胀，左腋淋巴结肿大。心率 102 次/分，律齐，各瓣膜听诊区未闻及杂音。双肺呼吸音清晰，未闻及干、湿啰音。肝、脾不大。血常规检查：白细胞 15×10^9/L，中性粒细胞 84%。该患者可能的诊断是

A. 破伤风
B. 炭疽
C. 布鲁菌病
D. 鼠疫
E. 金黄色葡萄球菌感染

B1 型题

（1～2 题共用备选答案）

A. 肠炭疽
B. 结核分枝杆菌感染
C. 阿米巴痢疾
D. 伤寒肠出血
E. 肾综合征出血热肠出血

1. 回盲部淋巴组织水肿、坏死、溃疡
2. 回盲部可见边缘不整、口小底大的烧瓶样溃疡

A3/A4 型题

（1～3 题共用题干）

患者，男，37 岁，兽医。因发热、头痛、

周身肌肉痛2天入院。查体：体温38.6℃，脉搏106次/分，呼吸20次/分，血压125/80mmHg。神志清，精神差，右手掌可见皮肤破损，中心呈出血性坏死，周围有成群小疱疹，破损皮肤周围组织肿胀明显，疼痛不明显。左侧腋淋巴结肿大，活动可，有触痛。心率：106次/分，律齐。双肺听诊未闻及干、湿啰音。肝、脾不增大。血常规：白细胞18×10^9/L，中性粒细胞87%。

1. 本例患者可能的诊断是
   A. 猩红热
   B. 真菌感染
   C. 炭疽
   D. 鼠疫
   E. 手足口病
2. 为了明确诊断，需要做的主要检查是
   A. 血培养
   B. 皮肤破损处分泌物涂片或细菌培养
   C. 查尿常规
   D. 酶联免疫吸附试验
   E. 免疫球蛋白检测
3. 明确诊断后，下列对皮肤破损的处理正确的是
   A. 切开引流
   B. 局部应用抗菌药物
   C. 局部应用糖皮质激素
   D. 局部给予1∶2000高锰酸钾湿敷
   E. 可以不做处理

四、简答题

1. 简述皮肤炭疽皮肤损害的特征。
2. 简述炭疽病原学检查的方法。
3. 简述炭疽的治疗。

参考答案

一、填空题

1. 患病的牲畜　接触传播　呼吸道传播　消化道传播
2. 皮肤炭疽　肺炭疽　肠炭疽　炭疽杆菌败血症　中枢神经系统炭疽
3. 青霉素G
4. 保护性抗原　水肿因子　致死因子
5. 1∶2000高锰酸钾　挤压　切开引流

二、名词解释

炭疽是由炭疽杆菌引起的人畜共患的急性传染病，人类经接触、吸入和食入等方式感染而发生皮肤炭疽、肺炭疽和肠炭疽。皮肤炭疽最常见，肺炭疽较少，但病情严重，病死率高。临床主要表现为皮肤坏死、溃疡、焦痂、周围组织水肿及全身毒血症，少数可引起肺炎、肠炎、败血症和脑膜炎等。

三、选择题

A1型题

1. A　2. D　3. A　4. C

A2 型题

B

B1 型题

1. A 2. C

A3/A4 型题

1. C 2. B 3. D

四、简答题

1. 多见于面、颈、手等暴露部位。初为红斑疹、丘疹，逐渐发展为疱疹，周围组织肿胀。第 3～4 日病灶中心呈出血坏死，第 5～7 日坏死区破溃形成浅溃疡，其血性分泌物凝成直径为数厘米的黑痂。痂下为肉芽组织，局部疼痛和压痛不明显，不化脓，稍有痒感。黑痂 1～2 周后脱落，再经 1～2 周肉芽组织愈合，留下瘢痕。

2. 根据临床表现分别提取分泌物、血液、痰液和脑脊液直接涂片镜检，可见到粗大的革兰阳性杆菌，呈竹节状排列；或培养出炭疽杆菌。亦可将上述标本接种于家兔、豚鼠或小白鼠皮下，24 小时后注射处出现典型肿胀、出血者为阳性。接种动物于 2 日内死亡，并从实验动物血液与组织中分离培养出炭疽杆菌。

3. ①病原治疗：首选青霉素 G。对青霉素过敏者，可用四环素或氯霉素。对中毒症状较重的患者可以加用抗炭疽血清以中和游离毒素，有一定的作用。②对症治疗：皮肤炭疽局部可用 1∶2000 高锰酸钾湿敷，严禁挤压和切开引流，以防感染扩散和形成败血症。局部有水疱时可用无菌针管在基底部抽尽疱液。肺炭疽应吸氧、输液、止咳祛痰。肠炭疽及严重毒血症者应输液以维持水、电解质平衡，必要时用氢化可的松 200～300mg 静脉滴注。有休克及弥散性血管内凝血者应及时给予相应处理。

（刘耀敏）

第八节 白 喉

测 试 题

一、填空题

1. 白喉杆菌的主要致病物质是__________，通过__________感染致病，特异的预防方法是__________。

2. 外毒素经甲醛处理后脱毒而保留抗原性的物质为__________。

3. 白喉的免疫力测试方法为__________。

4. 白喉的假膜是由________、________、________和________等凝固而成。

5. 咽白喉临床上可分为__________、__________、__________和__________型。

6. 白喉特异的治疗方法是__________。

7. 白喉最常见的并发症是__________。

8. 白喉抗毒素只能中和__________的外毒素，对已经与细胞结合的外毒素无效，因此应该早期使用。

二、名词解释

1. 外毒素 2. 类毒素 3. 抗毒素

三、选择题

A1 型

1. 预防白喉的综合措施中应以哪项为主
   A. 隔离治疗患者
   B. 隔离治疗带菌者
   C. 切断传播途径
   D. 接种类毒素
   E. 接种抗毒素
2. 白喉并发症中最常见的是
   A. 中毒性心肌炎
   B. 中毒性休克
   C. 中毒性肾病
   D. 神经麻痹
   E. 支气管肺炎
3. 白喉杆菌病原体的特性是
   A. 呈短杆状，不形成芽胞，无荚膜，有鞭毛，革兰染色阴性杆菌
   C. 棒状微弯曲，两端膨大的革兰染色阳性杆菌
   B. 排列不规则的葡萄串状球菌
   D. 球形或卵圆形并排列成双排的链状球菌
   E. 圆弧形菌
4. 白喉的临床类型中发病最多的是
   A. 咽白喉
   B. 喉白喉
   C. 鼻白喉
   D. 皮肤白喉
   E. 耳白喉
5. 对于密切接触白喉患者的易感者，哪项预防措施最正确
   A. 注射百白破菌苗
   B. 注射精制白喉和破伤风类毒素
   C. 注射白喉抗毒素，后续白喉类毒素全程免疫
   D. 注射精制白喉类毒素
   E. 注射丙种球蛋白

A2 型题

1. 患者，男，25 岁，主诉发热、咽痛 2 天。查体：体温 38.7℃，咽充血，双侧扁桃体Ⅱ度肿大，咽、扁桃体上可见片状的灰白色附着物，用咽拭子不可拭去。颈淋巴结无肿大，心、肺正常。血白细胞 $12\times10^9/L$，临床考虑
   A. 咽白喉
   B. 急性化脓性扁桃体炎
   C. 急性化脓性咽峡炎
   D. 鹅口疮
   E. 上呼吸道感染
2. 患者，男，22 岁，因高热、咽痛、呼吸困难急诊入院。查体：体温 39.4℃，咽、扁桃体及颈淋巴结明显充血肿大，咽喉部可见广泛的黄白色假膜，三凹症（+），心率 100 次/分，律齐。下列哪些项目可以作为选择
   A. 取咽分泌物做细菌培养
   B. 查血白细胞计数
   C. 在咽喉特殊假膜部位检查细菌
   D. 检查心电图
   E. 以上都选择
3. 患者，男，32 岁，被明确诊断为白喉，在当地给予积极的抗生素治疗，但症状未见好转，病情进行性加重。高热，心率加快，颈部及上胸部高度水肿。在治疗的过程中哪项是正确的治疗方案
   A. 青霉素

B. 白喉抗毒血清联合抗生素
C. 头孢菌素
D. 红霉素
E. 白喉类毒素联合抗生素

B1 型题

(1～5 题共用备选答案)

A. 白喉外毒素
B. 白喉溶血毒素
C. 白喉抗毒素
D. 白喉类毒素
E. 破伤风外毒素

1. 白喉棒状杆菌产生的一种毒性强、具有高度抗原性的蛋白质为
2. 将外毒素处理后变成无毒性但保持其抗原性的物质，刺激人体产生自动免疫的是
3. 对人体致病的主要是白喉杆菌产生的
4. 一种机体经感染而产生的能中和相应外毒素作用的抗体为
5. 外伤感染后致病的主要因素为

A3/A4 型题

(1～3 题共用题干)

患者，男，40 岁，2 周前因发热、咽痛就诊于社区，给予口服药对症治疗，3 天后仍发热，体温 39.5℃，血白细胞 16.1×10^9/L，中性粒细胞 85%，再次就诊。以“扁桃体化脓”给予头孢菌素静脉点滴 3 天，但疗效不佳，出现心慌。口腔咽喉部出现广泛的白膜，颈部组织高度水肿，呼吸困难，高热不退，体温 40.2℃，脉搏 160 次/分，肝肋下 1.5cm，脾肋下 2cm，血白细胞 19.2×10^9/L，中性粒细胞 89%。ALT 150U/L，AST 310U/L。心电图异常。咽拭子检菌查到排列不规则的两端着色较深的白喉棒状杆菌。

1. 此患者最可能的诊断是
   A. 上呼吸道感染
   B. 白喉
   C. 化脓性扁桃体炎
   D. 肝炎病因待查
   E. 心肌炎
2. 如患者上述诊断明确，临床类型属于
   A. 普通型白喉
   B. 轻型白喉
   C. 重型白喉
   D. 极重型白喉
   E. 一般型白喉
3. 此患者的治疗原则是
   A. 积极抗毒血清联合有效抗生素治疗
   B. 糖皮质激素减轻毒血症
   C. 营养心肌
   D. 对发热等给予对症治疗
   E. 以上都对

(4～6 题共用题干)

患者，男，19 岁，因发热、咽痛、扁桃体炎症 2 周前就诊于社区医务所。先后换用多种抗生素，但未得到有效的治疗。持续高热，体温 39.5℃左右，咽痛明显，口腔腐臭味，眼部和扁桃体明显肿胀，颈部淋巴结及周围组织高度水肿，全身毒血症严重。住院查血白细胞 23.4×10^9/L，中性粒细胞 92%。2 天后出现心慌，口腔咽喉部出现广泛的白膜，呼吸困难，高热不退，心率 150 次/分，肝肋下 2.5cm，脾肋下 2cm，心电图异常，咽拭子及血培养白喉杆菌阳性。

4. 患者白喉诊断明确，其诊断依据哪项是错误的
   A. 高热、咽痛
   B. 咽喉部形成不易撕脱的假膜
   C. 全身毒血症状
   D. 细菌学阳性
   E. 化脓性扁桃体炎
5. 患者诊断明确，临床类型属于重型白喉，所采取的措施哪项不合理
   A. 积极抗毒血清联合有效抗生素治疗
   B. 给予糖皮质激素减轻毒血症
   C. 营养心肌，给予对症治疗
   D. 必要时气管切开，清理呼吸道及脱落的假膜
   E. 转院治疗

6. 患者经过上述抗毒血清联合抗生素及对症、气管切开等积极治疗，但病情持续加重，高热昏迷、心力衰竭、呼吸衰竭，最终全身衰竭。回顾此病例，最应该

A. 早期诊断，及时给予抗毒血清治疗
B. 早期给予足量抗生素治疗
C. 早期给予糖皮质激素治疗
D. 早期卧床休息
E. 及时控制高热

四、简答题

1. 白喉假膜的病理特征有哪些？
2. 白喉的诊断依据有什么？

参考答案

一、填空题

1. 外毒素　呼吸道　接种白喉类毒素
2. 类毒素
3. 锡克试验
4. 纤维蛋白　坏死组织　炎症细胞　细菌
5. 轻型　普通型　重型　极重型
6. 白喉抗毒素
7. 中毒性心肌炎
8. 血清中游离

二、名词解释

1. 外毒素　细菌在生长繁殖过程中合成并分泌到菌体外的毒性物质，称外毒素。
2. 类毒素　外毒素用0.4%甲醛处理后，可使其失去毒性而保留抗原性，称为类毒素。
3. 抗毒素　类毒素进入机体刺激机体产生具有中和外毒素作用的物质称为抗毒素。

三、选择题

A1 型题

1. D　2. A　3. C　4. A　5. C

A2 型题

1. A　2. E　3. B

B1 型题

1. A　2. D　3. A　4. C　5. E

A3/A4 型题

1. B　2. C　3. E　4. E　5. E　6. A

四、简答题

1. 白喉假膜是由大量纤维蛋白渗出与坏死的组织、炎症细胞和白喉杆菌凝固在一起而

形成，在咽、喉、鼻等处形成本病特有的灰白色假膜。假膜部位越广、范围越大，则毒素吸收越多，病情越重，与年龄无关。

2. ①询问预防接种及密切接触史等流行病学资料。②主要根据咽、喉、鼻等部位特殊的假膜及全身不同程度的中毒症状。③实验室检查可作为重要的辅助诊断及确诊依据。A. 血白细胞总数升高，为（10～20）$\times 10^9$/L，中性粒细胞升高。B. 细菌检查阳性可确定诊断，可选择咽拭子涂片查白喉杆菌，同时可取假膜边缘组织或分泌物做细菌培养，有条件者应进一步做毒力试验。C. 可采用荧光抗体法，此法特异性强，阳性率高，可做出早期诊断。

（乌　云）

第九节　百日咳

测试题

一、填空题

1. 百日咳唯一的传染源是________，主要经________传播，在发病后第________周内传染性最强。

2. 婴幼儿和新生儿百日咳的主要表现为________和________。

3. 百日咳的病因治疗常以________类抗生素为首选药，以________期用药治疗效果最好，在________之后用药则常无效。

4. 百日咳的临床过程可分为________、________、________三期。

5. 百日咳的并发症主要有________和________等。

二、名词解释

1. 痉挛性咳嗽　2. 百日咳脑病

三、选择题

A1 型题

1. 适合制备百日咳全细胞菌苗的是
   A. 百日咳Ⅰ相菌
   B. 百日咳Ⅳ相菌
   C. 百日咳Ⅱ相菌
   D. 百日咳Ⅲ相菌
   E. 百日咳Ⅴ相菌

2. 百日咳患者的典型血象改变是
   A. 白细胞总数升高，中性粒细胞升高
   B. 白细胞总数升高，淋巴细胞升高
   C. 白细胞总数降低，中性粒细胞降低
   D. 白细胞总数降低，淋巴细胞降低
   E. 白细胞总数升高，嗜酸性粒细胞升高

3. 百日咳最常见的并发症是
   A. 百日咳脑病
   B. 支气管肺炎
   C. 营养不良
   D. 肺气肿及皮下气肿
   E. 维生素缺乏症

4. 百日咳最严重的并发症是
   A. 百日咳脑病
   B. 支气管肺炎
   C. 营养不良

D. 肺气肿及皮下气肿
E. 维生素缺乏症

5. 预防百日咳的综合措施中应以哪项为重点
A. 及时隔离和治疗患者
B. 接触者注射丙种球蛋白
C. 接触者服用红霉素
D. 早期隔离和治疗患者，对易感者接种百日咳菌苗
E. 流行期间外出戴口罩

6. 有关百日咳下列描述中错误的是
A. 百日咳杆菌感染后不是终身免疫，但二次感染症状较轻
B. 新生儿因有母体抗体保护，不感染百日咳
C. 百日咳菌苗接种对百日咳有预防作用
D. 发病年龄以 10 岁以下儿童为主，多在冬春季节
E. 支气管肺炎是百日咳最为常见的并发症

7. 关于百日咳的临床表现错误的是
A. 典型表现为阵发性痉挛性咳嗽伴咳后吸气性鸡鸣样吼声
B. 新生儿常表现为阵发性青紫、窒息
C. 白细胞总数升高，中性粒细胞升高
D. 成人及年长儿百日咳可无痉挛性咳嗽
E. 百日咳脑病是最严重的并发症

8. 有关婴幼儿百日咳描述正确的是
A. 常表现为典型的痉挛性咳嗽
B. 病死率较低
C. 少见表现有阵发性屏气、抽搐
D. 在窒息前常先有轻咳、摇头、手足舞动等先兆表现
E. 窒息性发作多在白天出现，可及时发现抢救

9. 关于百日咳的病原治疗，错误的描述是
A. 在痉咳前期用药，可阻断痉咳，缩短病程
B. 在痉咳期用药，可使排菌减少，减小传染性
C. 痉咳 4 周后用药多可控制症状，减少并发症的出现
D. 痉咳前期是治疗的最佳时期，疗效最好
E. 大环内酯类常为首选药

10. 百日咳杆菌是经哪种途径感染的
A. 呼吸道感染
B. 消化道感染
C. 创伤感染
D. 接触感染
E. 多途径感染

11. 下面哪一项对百日咳的描述是错误的
A. 百日咳的传染源为患者，包括非典型患者和轻型患者
B. 百日咳病后可获终身免疫
C. 百日咳卡他期传染性最强
D. 百日咳痉咳期有特征性的阵发性、痉挛性咳嗽
E. 最严重的并发症是百日咳脑病

A2 型题

患儿，女，3 岁，咳嗽 10 天，近 3 天咳嗽加剧，呈阵发性痉挛性咳嗽伴鸡鸣样回声，以夜间为甚。体检：体温正常，咽红，舌系带溃疡，两肺呼吸音粗。X 线胸片显示间质改变。外周血白细胞 18.5×10^9/L，中性粒细胞 18%，淋巴细胞 82%。下列诊断中应首先怀疑
A. 支气管肺炎
B. 百日咳
C. 流感合并肺炎
D. 肺结核
E. 流感合并支气管炎

B1 型题

（1～2 题共用备选答案）
A. 白细胞总数升高，中性粒细胞升高为主
B. 白细胞总数升高，嗜酸性粒细胞升高为主
C. 白细胞总数升高，淋巴细胞升高

为主

D. 白细胞总数正常，中性粒细胞升高为主

E. 白细胞总数正常，淋巴细胞升高为主

1. 百日咳痉咳期的血象改变特点是

2. 百日咳合并支气管肺炎时的血象改变特点是

A3/A4 型题

（1～3 题共题干）

患儿，2 岁半，咳 10 余天仍不缓解，以阵发性痉咳为主，日轻夜重。严重时伴有深吸气样鸡鸣声，咳吐黏稠痰涎才得以暂时缓解，有时还引起呕吐食物。

1. 其诊断首选考虑为
   A. 支气管肺炎
   B. 百日咳
   C. 流感合并肺炎
   D. 肺结核
   E. 流感合并支气管炎

2. 为确诊应进行的检查是
   A. X 线胸片
   B. 呼吸道分泌物细菌培养
   C. 血常规检查
   D. 肺 CT 检查
   E. 支气管造影

3. 其病原学治疗首选
   A. 氨基糖苷类
   B. 喹诺酮类
   C. 大环内酯类
   D. 磺胺类
   E. 青霉素类

（4～5 题共用题干）

患儿，2 岁半，咳嗽 8 天，近 3 天咳嗽加剧，呈阵发性痉挛性咳嗽伴鸡鸣样回声，日轻夜重。咳吐黏稠痰才得以暂时缓解，有时还引起呕吐食物。体检：体温正常，咽部发红，舌系带溃疡，两肺呼吸音粗。疑为百日咳。

4. 最可能的血常规改变是
   A. 白细胞总数升高，中性粒细胞升高为主
   B. 白细胞总数升高，嗜酸性粒细胞升高为主
   C. 白细胞总数升高，淋巴细胞升高为主
   D. 白细胞总数正常，中性粒细胞升高为主
   E. 白细胞总数正常，淋巴细胞升高为主

5. 随病程发展，患儿出现高热，呼吸浅快及发绀，肺部可闻及啰音，原有的痉挛性咳嗽变得不典型。首选考虑
   A. 出现继发感染，并发支气管肺炎
   B. 合并肺结核
   C. 合并支气管哮喘
   D. 出现肺不张
   E. 出现肺气肿

四、简答题

试述百日咳痉挛性咳嗽的产生机制。

参考答案

一、填空

1. 患者　空气飞沫　1
2. 阵发性屏气　发绀
3. 大环内酯　痉咳前期　痉咳 4 周后

4. 卡他期　痉咳期　恢复期

5. 支气管肺炎　百日咳脑病

二、名词解释

1. 痉挛性咳嗽表现为一连串的连续短促咳嗽，继而出现深长的吸气。由于吸气时声带仍然处于紧张状态，大量气流通过紧张的声带而常出现吸气性的鸡鸣样吼声（鸡鸣音），接着又是一连串的咳嗽。痉挛性咳嗽是百日咳的特征性表现，但由副百日咳杆菌、腺病毒、呼吸道合胞病毒等感染引起的百日咳综合征也可出现痉挛性咳嗽，与百日咳类似，病原学及免疫学检测加以鉴别。

2. 百日咳脑病　是百日咳最严重的并发症，多见于幼儿，因痉咳导致脑缺氧、水肿、血管痉挛或出血，患儿表现为高热、惊厥或抽搐、昏迷等，病死率较高。

三、选择题

A1 型题

1. A　2. B　3. B　4. A　5. D　6. B　7. C　8. D　9. C　10. A　11. B

A2 型题

B

B1 型题

1. C　2. A

A3/A4 型题

1. B　2. B　3. C　4. C　5. A

四、简答题

百日咳杆菌侵入易感者的呼吸道后，通过黏附素和丝状血凝素的作用黏附于呼吸道黏膜上皮细胞的纤毛上，并在此繁殖，产生毒素及毒性代谢产物，引起上皮细胞纤毛的麻痹和细胞的变性、坏死及全身反应。呼吸道局部炎性病变产生黏稠分泌物。因上皮细胞纤毛的麻痹和细胞的变性、坏死，使得这些分泌物排出困难而在局部潴留，刺激呼吸道神经末梢，兴奋咳嗽中枢，产生反射性咳嗽。因分泌物不易排出，局部刺激难于消除，因而表现为连续的痉挛性咳嗽，直至咳出黏稠的分泌物，或者因痉咳引起呕吐，咳嗽暂时停止。痉咳时患者的声带紧张，而后吸入大量空气。气流急速通过紧张的声门，发出高音调鸡鸣样吼声。由于患者长期痉咳，在咳嗽中枢形成持续性的兴奋灶，以致每遇某些刺激因素如冷风、烟雾、进食、咽部检查等也可诱发痉咳发作。

（王占国）

第十节　猩 红 热

测 试 题

一、填空题

1. 猩红热是由 ________ 引起的急性传染病，临床表现为 ________、________、

________和________，少数患者患病后可出现________、________、________变态反应性并发症。

2. 猩红热的传染源是________、________，主要的传播途径是________。

3. 患猩红热后机体可产生________和________两方面的免疫力。

4. 普通型猩红热的主要临床表现为________、________和________。

5. 猩红热的病原治疗首选________，普通型疗程为________天，中毒型至少为________天。

二、名词解释

1. 猩红热　2. 草莓舌　3. 杨梅舌　4. 帕氏线

三、选择题

A1 型题

1. 乙型溶血性链球菌的主要致病因素是
   A. 细菌的侵袭力和内毒素
   B. 细菌的侵袭力和红疹毒素
   C. 内毒素和外毒素
   D. 肠毒素和外毒素
   E. 内毒素

2. 猩红热患者何处只有皮肤潮红而无皮疹
   A. 颈部
   B. 躯干
   C. 下肢
   D. 颜面部
   E. 腋下

3. 猩红热的发病季节主要是
   A. 春季
   B. 夏季
   C. 冬春季
   D. 秋季
   E. 冬季

4. 猩红热一般病后第几日出现皮疹
   A. 1
   B. 2
   C. 3
   D. 4
   E. 5

5. 猩红热患者自治疗之日起一般隔离几日
   A. 2
   B. 7
   C. 10
   D. 12
   E. 15

A2 型题

1. 患儿，5 岁，10 天前出现发热、咽痛，第 2 天后出皮疹。皮疹 2～3 天出齐后体温渐退。1 周以来全身皮肤呈糠麸样脱屑，手脚有大片脱皮，最可能的诊断是
   A. 麻疹
   B. 风疹
   C. 药物疹
   D. 猩红热
   E. 幼儿急疹

2. 患儿，女，3 岁，因发热、咽痛、出疹 4 天被诊断为“猩红热”，既往有青霉素过敏史，应采用下列哪种药物治疗
   A. 红霉素
   B. 氯霉素
   C. 左氧氟沙星
   D. 链霉素
   E. 诺氟沙星

B1 型题

(1~3 题共用备选答案)

A. 风疹
B. 麻疹
C. 幼儿急疹
D. 猩红热
E. 荨麻疹

1. 患儿，7 个月。发热 4 天，体温最高为 39℃，当地医院诊断为“上感”，静脉点滴 3 天头孢曲松及利巴韦林，今晨热退，但见面、颈及躯干皮肤有红色斑丘疹，该患儿最可能的诊断是
2. 患儿，2 岁。4 天前开始发热、流涕、打喷嚏、畏光，今日体温升高，且出现皮疹，急来就诊。体检：体温 40.5℃，口腔黏膜粗糙，可见白色小点，耳后、颈部沿发际边缘见红色斑丘疹，双肺呼吸音粗。该患儿最可能的诊断是
3. 患儿，7 岁。发热、咽痛 1 日就诊。体检：体温 38.9℃，咽部充血，双侧扁桃腺肿大Ⅱ度，有脓性分泌物。舌苔白，乳头红肿，颈部及躯干见红色小皮疹，压之退色，腋下明显。该患儿最可能的诊断是

A3/A4 型题

(1~3 题共用题干)

患儿，2 岁。3 天前无明显诱因发热，咽痛，进食减少，1 天前患儿出现皮疹，伴轻度皮肤瘙痒，今日来院就诊。查体：见红色小丘疹，双侧扁桃体肿大，有脓性分泌物。初步诊断：猩红热。

1. 猩红热出疹的特点是
   A. 自耳后、颈部沿发际边缘出疹，渐及躯干、四肢，3 日出齐
   B. 自面部出疹，渐及躯干、四肢，1 日内遍及全身
   C. 红色斑丘疹，颈部及躯干多见，1 日出齐，次日消退
   D. 皮疹见于颈、胸、腹部，1 日内遍及全身，呈弥漫鲜红色
   E. 皮疹见于面部、躯干及四肢，形态多样
2. 为了明确诊断应立即做哪项检查
   A. 发泌物细菌培养
   B. 尿常规
   C. 血清抗体检测
   D. 风湿三项检测
   E. 皮疹印片
3. 其表弟与此患儿有密切接触史，应采取何种措施
   A. 口服板蓝根
   B. 立即注射丙种球蛋白
   C. 注射青霉素
   D. 口服诺氟沙星
   E. 口服转移因子

四、简答题

1. 简述猩红热患者的皮肤护理。
2. 猩红热患者的并发症有哪些?
3. 简述猩红热患者的皮疹特点。

参考答案

一、填空题

1. A 群乙型溶血性链球菌　发热　咽峡炎　全身弥漫性鲜红色皮疹　疹退后皮肤脱屑

心 肾 关节

2. 患者 带菌者 空气飞沫

3. 抗毒免疫 抗菌免疫

4. 发热 咽峡炎 皮疹

5. 青霉素 5～7 天 10 天

二、名词解释

1. 猩红热 是由 A 群乙型溶血性链球菌引起的急性呼吸道传染病。临床特征为发热、咽峡炎、全身弥漫性鲜红色皮疹和疹退后皮肤脱屑。

2. 草莓舌 猩红热患者发病初期舌苔灰白，舌乳头红肿突出，以舌尖和舌前部边缘处较明显，称“草莓舌”。

3. 杨梅舌 猩红热患者发病 2～3 天后舌苔脱落，舌面光滑，呈肉红色，舌乳头仍突出，称“杨梅舌”。

4. 帕氏线 猩红热患者皮肤皱褶处如颈部、肘窝、腋窝、腹股沟等皮疹密集，或因压迫摩擦导致皮下出血，呈紫红色线条，称帕氏线。

三、选择题

A1 型题

1. B 2. D 3. C 4. B 5. B

A2 型题

1. D 2. A

B1 型题

1. C 2. B 3. D

A3/A4 型题

1. D 2. A 3. C

四、简答题

1. 出疹期用温水清洗皮肤，忌用肥皂，以免刺激皮肤。皮肤瘙痒者用炉甘石洗剂涂抹。恢复期可用消毒剪刀剪掉脱皮，避免用手撕扯。

2. ①化脓性并发症：病原体直接由咽部向邻近组织和器官侵犯，引起中耳炎、乳突炎、颈淋巴结炎和鼻窦炎等。经血行播散可引起化脓性关节炎、骨髓炎及脑膜炎等。②中毒性并发症：由毒素引起，如中毒性心肌炎及中毒性脑病等。③变态反应性并发症：多发生于病后 2～3 周，有急性肾小球肾炎、风湿性心脏病及风湿性关节炎。

3. ①发热第 2 天开始出疹。②典型皮疹为在全身皮肤弥漫性充血、潮红的基础上，出现针尖大小的丘疹，疹间无正常皮肤，亦可有“鸡皮疹”或“粟粒疹”。③在皮肤皱褶处可见帕氏线。④面部充血、潮红，无皮疹，口唇周围皮肤充血不明显。⑤疹退后出现皮肤脱屑。⑥皮疹消退后无色素沉着。

（张建华）

第十一节　流行性脑脊髓膜炎

测试题

一、填空题

1. 流行性脑脊髓膜炎（简称流脑）是由________引起的急性化脓性脑膜炎。

2. 流脑的主要临床表现是________、________、________、________及________。

3. 流脑的传染源是________和________。

4. 普通型流脑的分期包括________、________、________及________。

5. 在流脑的抗菌治疗中，________仍然是一种临床广泛应用的高度敏感杀菌药物，国内偶有耐药报道。

二、名词解释

1. 流脑　2. 脑膜炎奈瑟菌　3. 休克型流脑　4. 混合型流脑

三、选择题

A1 型题

1. 目前我国流脑流行的主要菌群是
   A. A 群
   B. B 群和 C 群
   C. D 群
   D. X 群和 Y 群
   E. Z 群

2. 下列不属于普通型流脑典型表现的是
   A. 头痛
   B. 呕吐
   C. 出血点
   D. 抽搐
   E. 巴宾斯基征阳性

3. 流脑的主要传播途径是
   A. 生活密切接触
   B. 蚊虫叮咬传播
   C. 呼吸道传播
   D. 输血或血液制品
   E. 消化道传播

4. 流脑最重要的传染源是
   A. 现症患者
   B. 带菌者
   C. 病程极期患者
   D. 恢复期患者
   E. 家畜

5. 普通型流脑的典型临床表现是
   A. 低热、头痛、皮肤和黏膜瘀点
   B. 高热、循环衰竭、皮肤和黏膜大片瘀斑
   C. 高热、皮肤和黏膜瘀斑、昏迷、呼吸衰竭
   D. 高热、头痛、皮肤和黏膜瘀斑、脑膜刺激征
   E. 间歇性发热、反复皮肤瘀点、血培养阳性

6. 普通型流脑败血症期的特征性表现是
   A. 高热
   B. 剧烈头痛
   C. 全身中毒症状
   D. 皮肤和黏膜瘀斑
   E. 脑膜刺激征

7. 鉴别流脑与其他化脓性脑膜炎最有意义的是
   A. 发病季节
   B. 皮肤、黏膜瘀点和瘀斑
   C. 脑膜刺激征阳性
   D. 脑脊液结果呈化脓性改变
   E. 脑脊液的细菌学检查
8. 至目前为止普通型流脑病原治疗首选
   A. 氯霉素
   B. 青霉素
   C. 磺胺药
   D. 氨苄西林
   E. 头孢霉素
9. 鉴别流脑和乙型脑炎，以下哪一项价值最大
   A. 意识障碍的程度
   B. 发热程度
   C. 颅内压增高的程度
   D. 皮肤瘀点、瘀斑
   E. 有无病理反射
10. 关于流脑的实验室检查，下列哪项是错误的
   A. 血常规白细胞计数及中性粒细胞多明显升高
   B. 脑脊液检查是明确诊断的重要方法
   C. 细菌学检查（包括涂片和细菌培养）是确诊的重要方法
   D. 血清免疫学检测特异性抗原或抗体可协助确诊
   E. 鲎溶解试验阴性时，对流脑有辅助诊断价值

A2 型题

1. 患儿，男，11 岁，急起高热、寒战，体温 39.9℃，伴头痛、呕吐，精神萎靡，烦躁不安。查体：血压 60/30mmHg，面色苍白，四肢厥冷、发绀，全身皮肤和黏膜大片瘀斑，脑膜刺激征阴性，脑脊液检查细胞数正常，临床疑为暴发型休克型流脑。以下措施哪项是错误的
   A. 尽早应用大剂量青霉素抗菌
   B. 尽早使用足量的磺胺类药物抗菌
   C. 迅速纠正休克
   D. 使用糖皮质激素减轻毒血症
   E. 及早应用肝素阻断弥散性血管内凝血高凝状态
2. 患者，男，19 岁，急起畏寒、发热 2 天，伴精神萎靡、烦躁不安。查体：全身皮肤和黏膜有广泛的瘀点、瘀斑，脑膜刺激征阴性。血常规：白细胞 $21.3\times10^9/L$，中性粒细胞 90%，淋巴细胞 10%。为了快速诊断，应做哪项检查
   A. 血培养
   B. 脑脊液培养
   C. 瘀斑处组织液培养
   D. 瘀斑处组织液涂片革兰染色镜检
   E. 血液涂片染色镜检

B1 型题

（1～4 题共用备选答案）

   A. 头痛、腰痛、眼眶痛
   B. 高热、抽搐、呼吸衰竭
   C. 心悸、气促、相对缓脉
   D. 高热、瘀斑、休克、呼吸衰竭
   E. 发热、皮疹、脾增大
1. 流脑的临床特点是
2. 伤寒的临床特点是
3. 暴发型流脑的临床特点是
4. 肾综合征出血热的临床特点是

（5～7 题共用备选答案）

   A. 呼吸道传染病
   B. 肠道传染病
   C. 自然疫源性疾病
   D. 性传播疾病
   E. 烈性传染病
5. 肾综合征出血热属于
6. 流行性脑脊髓膜炎属于
7. 细菌性痢疾属于

A3/A4 型题

(1～3 题共用题干)

患儿，男，6 岁，因“突起发热、剧烈头痛伴呕吐、腹泻 3 天，烦躁不安 1 天”入院。入院查体：体温 39.5℃，血压：98/60mmHg，精神萎靡，瞳孔等大，对光反射正常。颈部有抵抗感。胸、腹部可见散在性出血点，凯尔尼格征阳性，布鲁津斯基征阴性。巴宾斯基征阴性，血常规：白细胞 15.0×10^9/L，中性粒细胞 85%，淋巴细胞 15%。

1. 本例最可能的诊断是
   A. 中毒型细菌性痢疾
   B. 革兰阴性杆菌败血症
   C. 流感嗜血杆菌脑膜炎
   D. 结核性脑膜炎
   E. 流行性脑脊髓膜炎
2. 为了及时明确诊断，最重要的检查是
   A. 脑脊液常规＋涂片革兰染色
   B. 脑脊液常规＋生化检查
   C. 血培养
   D. 脑脊液培养
   E. 咽拭子培养
3. 此例患者病原治疗应首选
   A. 庆大霉素
   B. 大剂量青霉素
   C. 氯霉素
   D. 红霉素
   E. 头孢菌素

四、简答题

1. 简述流脑的流行病学特点。
2. 简述普通型流脑的临床分期及各期特点。
3. 简述暴发型流脑的分型及各型特点。
4. 简述流脑脑脊液检查的特点。
5. 简述流脑的细菌性检查。
6. 简述流脑的病原治疗。

参考答案

一、填空题

1. 脑膜炎奈瑟菌
2. 突发高热　剧烈头痛　频繁呕吐　皮肤和黏膜瘀点、瘀斑　脑膜刺激征
3. 带菌者　流脑患者
4. 前驱期　败血症期　脑膜炎期　恢复期
5. 青霉素

二、名词解释

1. 流脑　流脑是由脑膜炎奈瑟菌引起的一种化脓性脑膜炎。其主要临床表现是突发高热、剧烈头痛、频繁呕吐、皮肤和黏膜瘀点、瘀斑及脑膜刺激征，严重者可有败血症休克和脑实质损害，脑脊液呈化脓性改变。冬春季节多见。

2. 脑膜炎奈瑟菌　脑膜炎奈瑟菌属于奈瑟菌属，为革兰阴性双球菌，呈肾形或卵圆形，凹面相对，成对排列。该菌可自带菌者的鼻咽部及患者的血液、脑脊液和皮肤瘀点中检出。

细菌裂解可释放内毒素，为其致病的重要因素。

3. 休克型流脑　是暴发型流脑中常见的一种类型，主要表现为感染性休克。循环衰竭是本型的特征，表现为面色苍白、四肢末端厥冷、发绀，皮肤呈花斑状，脉搏细速甚至触不到，血压下降甚至测不出。可有呼吸急促，易并发弥散性血管内凝血。

4. 混合型流脑　兼有暴发型流脑的败血症休克型及脑膜脑炎型两型的临床表现，病情极严重，病死率高。

三、选择题

A1 型题

1. A　2. E　3. C　4. B　5. D　6. D　7. E　8. B　9. D　10. E

A2 型题

1. B　2. D

B1 型题

1. B　2. E　3. D　4. A　5. C　6. A　7. B

A3/A4 型题

1. E　2. A　3. B

四、简答题

1. (1) 流脑的流行病学特点为：传染源：带菌者和流脑患者是本病的传染源。本病隐性感染率高，感染后细菌寄生于正常人的鼻咽部，不引起症状而成为带菌者，而患者经治疗后细菌很快消失，因此，带菌者作为传染源的意义更重要。

(2) 传播途径：病原菌主要经咳嗽、打喷嚏借飞沫由呼吸道直接传播。

(3) 易感人群：人群普遍易感，因该病隐性感染率高，人群感染后只有约 1%出现典型临床症状。儿童发病率高，6 个月至 2 岁婴幼儿的发生率最高。

(4) 流行特征：本病全年均可发病，但有明显的季节性，多发生于 11 月至次年 5 月，而 3—4 月为高峰。

2. 普通型流脑最常见，占全部病例的 90%以上。包括：

(1) 前驱期（上呼吸道感染期）：为 1～2 天，可有低热、咽痛、咳嗽等上呼吸道感染症状。

(2) 败血症期：突发或前驱期后突然寒战高热，伴头痛、肌肉酸痛、食欲减退及精神萎靡等毒血症症状。70%～90%的患者有皮肤或黏膜瘀点或瘀斑。初为鲜红色，后为紫红色，中央可因血栓形成而坏死。

(3) 脑膜炎期：脑膜炎症状多与败血症期症状同时出现。在前驱期症状的基础上出现剧烈头痛、频繁呕吐、狂躁以及脑膜刺激征。血压可升高，而脉搏减慢。重者有谵妄、神志障碍及抽搐。

(4) 恢复期：经治疗后体温逐渐降至正常，皮肤瘀点、瘀斑消失。症状逐渐好转，神经系统检查正常。

3. 暴发型流脑起病急骤、病情凶险，可分为：

(1) 败血症休克型：除严重中毒症状外，患者短期内出现广泛的皮肤、黏膜瘀点或瘀斑，并出现面色苍白、四肢末端厥冷、发绀，皮肤呈花斑状，脉搏细速甚至触不到，血压下降甚至测不出等循环衰竭表现。

(2) 脑膜脑炎型：主要以脑实质严重损害为特征，患者可于1～2天内出现严重的神经系统症状，患者意识障碍加深，并迅速进入昏迷，惊厥频繁，锥体束征阳性，并出现脑疝表现，可因呼吸衰竭死亡。

(3) 混合型：兼有上述两型的临床表现，病情极严重，病死率高。

4. 脑脊液检查是明确诊断的重要方法。颅内压增高，脑脊液外观混浊，白细胞计数明显升高，在 1000×10^6/L 以上，以分叶核粒细胞升高为主。蛋白质增多，糖及氯化物明显降低。如临床上表现为脑膜炎，而病程早期脑脊液检查正常，则应于12～24h后再次检查，以免漏诊。

5. 细菌学检查是诊断流脑的重要方法。

(1) 涂片：取瘀斑处组织液涂片染色镜检，简便易行，阳性率高达80%。脑脊液沉淀后涂片的阳性率为60%～70%。脑脊液不宜搁置太久，否则因自溶而影响细菌的检出。

(2) 细菌培养：是临床诊断的金标准。应在使用抗生素前进行，取血液或脑脊液培养，阳性率较低。若为阳性应进行菌株分型和药敏试验。

6. 应尽早、足量应用细菌敏感并能透过血-脑屏障的抗菌药物，常选用以下抗菌药物：

(1) 青霉素：青霉素对脑膜炎奈瑟菌仍为一种高度敏感的杀菌药物，尚未出现明显的耐药。成人20万U/kg，儿童20万～40万U/kg，分次置5%葡萄糖液内静脉滴注，疗程5～7天。

(2) 头孢菌素：第三代头孢菌素对脑膜炎奈瑟菌抗菌活性强，易透过血-脑屏障，且毒性低。如头孢噻肟或头孢曲松，疗程7天。

(3) 氯霉素：易透过血-脑屏障，但需警惕其对骨髓造血功能的抑制，故用于不能使用青霉素或病原不明的患者。

（杨　慧）

第四章　立克次体感染

第一节　流行性斑疹伤寒

测 试 题

一、填空题

1. 立克次体的生物学特性介于____________和____________之间，与____________更接近。

2. 人类的立克次体病分为________大组。

3. 流行性斑疹伤寒是________氏立克次体感染引起的疾病。

4. 流行性斑疹伤寒的典型临床表现有____________、____________、____________及______________。

5. 流行性斑疹伤寒主要流行于________季节。

二、名词解释

1. 斑疹伤寒结节　2. 流行性斑疹伤寒　3. 普氏立克次体

三、选择题

A1 型题

1. 下列属于立克次体病的疾病是
   A. 麻疹
   B. 伤寒
   C. Q 热
   D. 森林脑炎
   E. 螺旋体病

2. 立克次体的特点不包括
   A. 微小球杆状
   B. 革兰染色阴性
   C. 耐低温及干燥
   D. 与变形杆菌 OX_{19} 有共同抗原
   E. 光镜下无法观察，需用电镜

3. 关于流行性斑疹伤寒的描述，下列不正确的是
   A. 青壮年多
   B. 患过地方性斑疹伤寒后，无免疫力
   C. 患过流行性斑疹伤寒后，有免疫力
   D. 人群普遍易感
   E. 多与卫生状况不良、饥荒及贫困有关

4. 关于流行性斑疹伤寒的皮疹不正确的是
   A. 见于 90% 的患者
   B. 病程第 4～5 天出现
   C. 1 天内遍布全身
   D. 全身分布，面部少见
   E. 均为充血性

5. 关于复发性斑疹伤寒不正确的是
   A. 又称 Brill-Zinsser 病

B. 临床症状较重
C. 外斐反应常为阴性
D. 立克次体的补体结合试验可为阳性
E. 主要发生于东欧人

6. 流行性斑疹伤寒的病原是
A. 细菌
B. 病毒
C. 衣原体
D. 莫氏立克次体
E. 普氏立克次体

7. 流行性斑疹伤寒的传染源主要是
A. 流行性斑疹伤寒患者
B. 病原携带者
C. 虱
D. 牛
E. 家鼠

8. 关于普氏立克次体，正确的是
A. 可引起流行性斑疹伤寒
B. 可引起恙虫病
C. 革兰染色阳性
D. 在蚤体内繁殖
E. 接种雄性豚鼠腹腔，可引起阴囊明显肿胀

9. 流行性斑疹伤寒最主要的传播途径是
A. 呼吸道吸入
B. 消化道食入
C. 蚤叮咬
D. 蚊虫叮咬
E. 虱叮咬

10. 治疗流行性斑疹伤寒首选的药物是
A. 青霉素
B. 四环素
C. 红霉素
D. 第三代头孢菌素
E. 磺胺类药物

11. 关于外斐反应，正确的是
A. 可用于确诊流行性斑疹伤寒
B. 可用于区别流行性斑疹伤寒和地方性斑疹伤寒
C. 可用于诊断伤寒
D. 效价大于 1∶160 或病程中抗体滴度 4 倍以上升高有诊断价值
E. 有早期诊断价值

12. 可与普氏立克次体发生凝集反应的细菌是
A. 变形杆菌 OX_2
B. 变形杆菌 OX_{19}
C. 变形杆菌 OX_K
D. 变形杆菌 OX_T
E. 伤寒杆菌

A2 型题

1. 患者，男，47 岁。发热、头剧烈疼痛 5 天，皮疹 1 天。体检：体温 40.1℃，心率 116 次/分，血压 110/80mmHg，躯干、四肢有充血性皮疹，心、肺（—），脾可及。实验室检查：血白细胞 3.3×10^9/L，血红蛋白 128g/L，血小板 110×10^9/L。为明确诊断应首选的检查是
A. 血培养
B. 肥达反应
C. 外斐反应
D. 脑脊液检查
E. 头颅 CT

2. 患者，男，42 岁。寒战、发热、头痛 1 周。体检：体温 40℃，心率 118 次/分，面色红，胸腹部及背部可见少量充血性皮疹，颈无抵抗，双肺呼吸音清，脾可及，布鲁津斯基征（—）。血白细胞 4.5×10^9/L，中性粒细胞 75%，外斐反应变形杆菌 OX_{19} 1∶160。首选治疗是
A. 青霉素
B. 氯霉素
C. 红霉素
D. 四环素
E. 甲硝唑

B1 型题

(1～3 题共用备选答案)

A. 流行性斑疹伤寒
B. 地方性斑疹伤寒
C. 恙虫病
D. 伤寒
E. 病毒感染

1. 莫氏立克次体
2. 普氏立克次体
3. 东方立克次体

(4～5 题共用备选答案)

A. 四环素
B. 青霉素
C. 氯霉素
D. 头孢菌素
E. 庆大霉素

4. 流行性斑疹伤寒治疗首选
5. 流行性脑脊髓膜炎治疗首选

A3/A4 型题

(1～3 题共用题干)

患者，男，40 岁。寒战、发热、头痛 1 周。体检：体温 40℃，心率 118 次/分，面色红，胸腹部及背部可见少量充血性皮疹，颈无抵抗，双肺呼吸音清，脾可及，布鲁津斯基征（－）。血白细胞 4.5×10^9/L，中性粒细胞 75%。

1. 最简便、快速且有意义的检查是
A. 血培养
B. 肥达反应
C. 外斐反应
D. 皮肤瘀点检查
E. 头颅 CT

2. 患者外斐反应变形杆菌 OX_{19} 1∶320，可能的诊断是
A. 恙虫病
B. 伤寒
C. 立克次体感染
D. 布鲁菌病
E. 麻疹

3. 首选治疗是
A. 青霉素
B. 氯霉素
C. 红霉素
D. 四环素
E. 甲硝唑

四、简答题

1. 什么是立克次体病？
2. 怎样预防和治疗流行性斑疹伤寒？
3. 流行性斑疹伤寒是如何传播的？
4. 流行性斑疹伤寒的皮疹有何特点？
5. 人可以多次患流行性斑疹伤寒吗？

参考答案

一、填空题

1. 细菌　病毒　细菌
2. 五
3. 普
4. 高热　皮疹　中枢神经系统症状　消化道症状
5. 冬季

二、名词解释

1. 斑疹伤寒结节　是流行性斑疹伤寒和地方性斑疹伤寒典型的病理表现，即增生性血栓坏死性血管炎及其周围的炎症细胞浸润而形成的肉芽肿，可遍及全身。

2. 流行性斑疹伤寒　是一种由虱为传播媒介，由普氏立克次体感染人引起的急性传染病。

3. 普氏立克次体　是一种能够感染人，引起流行性斑疹伤寒的立克次体，革兰染色阴性，在细胞内生长和繁殖。

三、选择题

A1 型题

1. C　2. E　3. B　4. C　5. B　6. E　7. A　8. A　9. E　10. B　11. D　12. B

A2 型题

1. C　2. D

B1 型题

1. B　2. A　3. C　4. A　5. B

A3 型题

1. C　2. C　3. D

四、简答题

1. 立克次体病是由立克次体感染引起的疾病，不同的立克次体感染后引起不同的立克次体病。人类的立克次体病分为 5 大组，包括：①斑疹伤寒组，包括流行性斑疹伤寒和地方性斑疹伤寒。②斑点热组，包括落基山斑点热、纽扣热、昆士蓝斑点热、北亚蜱传斑点热和立克次体痘。③恙虫病组，包括恙虫病。④Q 热组，包括 Q 热。⑤阵发性立克次体病组，为战壕热。

日前，我国存在的立克次体病中地方性斑疹伤寒和恙虫病较多见。

立克次体病具有一些共同特点：①有共同的储存宿主，如啮齿类动物，传播途径主要为吸血节肢动物的叮咬，主要包括虱、蚤、蜱及螨。②有相似的病理变化，表现为血管炎和血管周围炎。③临床表现主要为发热、皮疹、中枢神经系统症状和肝、脾增大。④外斐反应常用来协助诊断。⑤广谱抗生素治疗效果好。

2. 预防流行性斑疹伤寒应从三个环节入手。

（1）管理传染源：早期隔离患者。患者应理发、沐浴及更衣，剃下的头发应焚烧，换下的衣服应消毒。对密切接触者应进行医学观察 21 天。

（2）切断传播途径：主要是灭虱和灭蚤。

（3）提高人群免疫力：对疫区及新进入疫区的人员应注射疫苗，常用的是鸡胚或鼠肺灭活疫苗，皮下注射 2 次，2 次间隔 1 周，必要时每年可加强 1 次。

治疗分三个方面，病原治疗最重要。

（1）一般治疗：卧床休息，保证足够的液体量及热量，做好护理工作，防止并发症的发生。

（2）病原治疗：四环素或氯霉素均有较好的疗效，首选四环素，2g/d，分 4 次口服。亦可用多西环素，成人 0.2～0.3g 顿服或 0.3g/d，分 3 次口服；合并用甲氧苄啶可提高抗菌活性及疗效，成人 0.2～0.4g/d，分 2 次服用。氟喹诺酮类药物也有较好的疗效。

（3）对症治疗：毒血症症状严重者可在应用抗生素的同时短期用糖皮质激素治疗。

剧烈头痛、谵妄、躁动者可用止痛镇静药。

3. 通过体虱实现普氏立克次体在人与人之间的传播。虱叮咬感染立克次体的人，病原体进入体虱的消化道。当体虱吸血时，向外排便，宿主搔抓叮咬处的皮肤，虱粪中的立克次体通过皮肤或黏膜进入人体而感染。

4. 一般在发热第 3～5 天出现皮疹，皮疹主要位于胸背部。初期，皮疹为鲜红色、充血性斑丘疹，压之退色。几日之内，皮疹变为暗红色，可融合，遍布全身，但一般不包括面部、手心和足底，1 周左右消退。

5. 患流行性斑疹伤寒后，患者可获得强而持久的免疫，不会再感染第二次，而且，患流行性斑疹伤寒后也不会再患地方性斑疹伤寒。

（于岩岩）

第二节　地方性斑疹伤寒

测 试 题

一、填空题

1. 地方性斑疹伤寒又称__________，是由__________氏立克次体感染引起的，以____为传播媒介的疾病。

2. 地方性斑疹伤寒的典型临床表现有：__________、__________、__________、__________。

二、名词解释

1. 豚鼠阴囊现象　　2. 地方性斑疹伤寒　　3. 莫氏立克次体

四、选择题

A1 型题

1. 下列属于立克次体病的疾病是
   A. 伤寒
   B. 钩端螺旋体病
   C. 非洲睡眠病
   D. 森林脑炎
   E. 地方性斑疹伤寒

2. 地方性斑疹伤寒的病原是
   A. 细菌
   B. 病毒
   C. 衣原体
   D. 莫氏立克次体
   E. 普氏立克次体

3. 地方性斑疹伤寒的传染源主要是
   A. 地方性斑疹伤寒患者
   B. 病原携带者
   C. 跳蚤
   D. 牛
   E. 家鼠

4. 关于莫氏立克次体，正确的是
   A. 可引起流行性斑疹伤寒
   B. 可引起恙虫病
   C. 革兰染色阳性
   D. 在虱体内存活
   E. 可引起雄性豚鼠阴囊肿胀

5. 地方性斑疹伤寒最主要的传播途

径是

A. 呼吸道吸入

B. 消化道食入

C. 蚤叮咬

D. 蚊虫叮咬

E. 虱叮咬

6. 治疗地方性斑疹伤寒首选的药物是

A. 青霉素

B. 四环素

C. 红霉素

D. 第三代头孢菌素

E. 磺胺类药物

7. 可与莫氏立克次体发生凝集反应的细菌是

A. 变形杆菌 OX_2

B. 变形杆菌 OX_{19}

C. 变形杆菌 OX_K

D. 变形杆菌 OX_T

E. 伤寒杆菌

8. 莫氏立克次体进入人体最主要的途径是

A. 呼吸道

B. 眼结膜

C. 口腔

D. 刺入皮肤

E. 抓痕处侵入

A2 型题

患者，男，43 岁，交警。3 周前去河北某地探亲，1 周前开始寒战、发热，体温高达 40℃，头痛明显，无恶心、呕吐。查体：心率 110 次/分，面色红，胸腹部少量充血疹，颈软，双肺呼吸音清，腹软，肝肋下未及，脾侧位可及。凯尔尼格征阴性，巴宾斯基征阴性。血白细胞 4.5×10^9/L，中性粒细胞 75%。患者最可能的诊断是

A. 肾综合征出血热

B. 流行性斑疹伤寒

C. 地方性斑疹伤寒

D. 恙虫病

E. 败血症

B1 型题

（1～2 题共用备选答案）

A. 流行性斑疹伤寒

B. 地方性斑疹伤寒

C. 恙虫病

D. 伤寒

E. 病毒感染

1. 莫氏立克次体可引起

2. 伤寒杆菌可引起

（3～4 题共用备选答案）

A. 多西环素

B. 青霉素

C. 氯霉素

D. 头孢菌素

E. 庆大霉素

3. 伤寒治疗首选

4. 地方性斑疹伤寒治疗首选

A3/A4 型题

（1～3 题共用题干）

患者，男，41 岁，职员。近 1 个月来在北农村地区考察。1 周前开始寒战、发热、头痛，无恶心、呕吐，腹泻 1～2 次/日，尿量较前减少。查体：体温 39℃，心率 110 次/分，呼吸 26 次/分，面色红润，眼充血。胸腹部少量皮疹，压之退色。颈软，心率齐，双肺呼吸音清，腹软，肝、脾肋下均可及，无触痛。腹软，无压痛和反跳痛。实验室检查：血白细胞 4.6×10^9/L，中性粒细胞 75%，嗜酸性粒细胞 4%，淋巴细胞 21%。大便黄软，白细胞 2～5 个/高倍视野。

1. 最应进行的进一步检查是

A. 肾综合征出血热抗体

B. 大便培养

C. 外斐反应

D. 肥达反应

E. 血培养

2. 患者最可能的诊断是

A. 肾综合征出血热

B. 伤寒
C. 地方性斑疹伤寒
D. 细菌性痢疾
E. 败血症
3. 最恰当的治疗是
A. 利巴韦林
B. 头孢菌素
C. 四环素
D. 青霉素
E. 磺胺类药物

四、简答题

1. 简述地方性斑疹伤寒和流行性斑疹伤寒的异同。
2. 简述地方性斑疹伤寒的皮疹特点。
3. 人可以多次患地方性斑疹伤寒吗？
4. 某人出现不明原因的发热 50 天，是否患有地方性斑疹伤寒？

参考答案

一、填空题

1. 鼠型斑疹伤寒　莫　鼠蚤
2. 发热　皮疹　中枢神经系统症状　肝、脾增大

二、名词解释

1. 豚鼠阴囊现象　将莫氏立克次体接种于雄性豚鼠的腹腔，可引起阴囊及睾丸明显肿胀，由此可以与普氏立克次体鉴别，后者不引起豚鼠阴囊的明显肿胀。

2. 地方性斑疹伤寒　是一种由鼠蚤为传播媒介、由莫氏立克次体感染人引起的急性传染病。

3. 莫氏立克次体　是一种能够感染人，引起地方性斑疹伤寒的立克次体，革兰染色阴性，在细胞内生长和繁殖，豚鼠阴囊反应试验阳性。

三、选择题

A1 型题

1. E　2. D　3. E　4. E　5. C　6. B　7. B　8. E

A2 型题

C

B1 型题

1. B　2. D　3. D　4. A

A3/4 型题

1. C　2. C　3. C

四、简答题

1. 流行性斑疹伤寒与地方性斑疹伤寒的异同见下表。

	地方性斑疹伤寒	流行性斑疹伤寒
病原	莫氏立克次体	普氏立克次体
流行情况	地方性	流行性
季节	四季,夏秋多	冬、春季
传染源	鼠	人
传播媒介	蚤	虱
发热	热度低,持续时间短	热度高,持续时间长
皮疹	少,充血性	多,出血性
头痛	轻	重
外斐反应	阳性	强阳性
豚鼠阴囊现象	阳性	阴性
病死率	低,<1%	高,6%～30%

2. 一般在发热第4～5天出现皮疹，皮疹主要位于胸背部，面部无皮疹。新鲜皮疹为鲜红色充血性斑丘疹，压之退色。之后变为暗红色，孤立存在，不融合，1周之内消退。见于50%～80%的患者。

3. 患地方性斑疹伤寒后，患者可获得强而持久的免疫，不会再感染第二次，而且，患地方性斑疹伤寒后也不会再患流行性斑疹伤寒。

4. 对不明原因的发热应考虑到地方性斑疹伤寒的可能，但地方性斑疹伤寒是一种自限性疾病，一般发热不超过3周。因此，对于50天的发热，不考虑地方性斑疹伤寒的诊断。

（于岩岩）

第三节　恙虫病

测试题

一、填空题

1. 恙虫病又名__________。

2. 恙虫病是由__________感染引起的传染病，以__________为传播媒介，主要发生于温度__________和湿度__________的地区。

3. 恙虫病患者的血清可与变形杆菌__________凝集，用于恙虫病的初步诊断。

4. 恙虫病的临床表现包括__________、__________、__________、__________、__________和__________，最具特征的是__________。

二、名词解释

1. 焦痂　　2. 恙虫病

三、选择题

A1 型题

1. 下列不属于立克次体病的是
   A. 落基山斑点热
   B. 恙虫病
   C. Q 热
   D. 森林脑炎
   E. 北亚蜱传斑点热
2. 恙虫病立克次体的特点不包括
   A. 专性细胞内寄生
   B. 革兰染色阴性
   C. 耐低温及干燥
   D. 与变形杆菌 OX_K 有共同抗原
   E. 有一个血清型
3. 引起恙虫病的病原体是
   A. 普氏立克次体
   B. 莫氏立克次体
   C. 恙虫病东方体
   D. 小蛛立克次体
   E. 立氏立克次体
4. 焦痂的特点是
   A. 蚤叮咬引起
   B. 焦痂附近无肿大淋巴结
   C. 剧烈疼痛
   D. 全身分布
   E. 痂皮脱落后可形成溃疡
5. 出现焦痂的疾病主要是
   A. 流行性斑疹伤寒
   B. 破伤风
   C. 布鲁菌病
   D. 恙虫病
   E. 伤寒

A2 型题

患者，男，38 岁，突起高热，剧烈头痛、肌肉疼痛 4 天。体检：体温 41℃，心率 116 次/分，血压 120/80mmHg，背部可见一痂皮，周围红晕，腋淋巴结可触及。心、肺未见明显异常。腹软，肝、脾未及。实验室检查：血红蛋白 12.2g/L，白细胞 3.8×10^9/L，血小板 122×10^9/L。有助于诊断的检查是

A. 血培养
B. 肥达反应
C. 外斐反应
D. 头颅 CT
E. 皮肤活检

B1 型题

（1～3 题共用备选答案）

A. 流行性斑疹伤寒
B. 地方性斑疹伤寒
C. 恙虫病
D. 落基山斑点热
E. 人粒细胞无形体病

1. 莫氏立克次体引起
2. 普氏立克次体引起
3. 恙虫病东方体引起

（4～5 题共用备选答案）

A. 恙虫病
B. 流行性斑疹伤寒
C. 立克次体痘
D. 地方性斑疹伤寒
E. 人粒细胞无形体病

4. 寒冷地区可见的立克次体病是
5. 湿度大的地区可见的立克次体病是

（6～8 题共用备选答案）

A. 蚊
B. 虱
C. 蚤
D. 螨
E. 蜱

6. 恙虫病的传播媒介是
7. 流行型斑疹伤寒的传播媒介是
8. 地方性斑疹伤寒的传播媒介是

A3/A4 型题

（1～3 题共用题干）

患者，女，41 岁，发热 10 天，伴头

痛、乏力，血常规检查示白细胞计数及中性粒细胞数量正常。患者曾去海南出差。体检：在患者的左腹部皮肤有一个直径约8mm大小的焦痂。

1. 应立即进行的检查是
   A. 细菌培养
   B. OX_k 检测
   C. 降钙素原检测
   D. 血涂片
   E. 厌氧培养
2. 此患者可能的诊断是
   A. 蜂窝织炎
   B. 炭疽
   C. 恙虫病
   D. 疟疾
   E. 坏疽
3. 局部处理正确的是
   A. 碘酊涂抹
   B. 包扎
   C. 凡士林涂抹
   D. 达克宁软膏涂抹
   E. 不需要处理

四、简答题

1. 简述恙虫病的流行特点。
2. 简述恙虫病的临床特点。

参考答案

一、填空题

1. 丛林斑疹伤寒
2. 恙虫病东方体　恙螨幼虫　高　大
3. OX_K
4. 高热　皮疹　头痛　焦痂　肝和脾增大　淋巴结肿大　焦痂

二、名词解释

1. 焦痂　焦痂是恙虫病特征性的皮肤表现，见于绝大多数恙虫病患者。其外观呈圆形或椭圆形，直径1～15mm，多为5mm左右。边缘突起，周围红晕，称为焦痂。痂皮脱落后形成溃疡。底面为淡红色肉芽组织，一般不痛、不痒，无渗液。焦痂多见于腋窝、阴囊、外生殖器、腹股沟、会阴、肛周和腰带压迫部位等。

2. 恙虫病　是由恙虫病东方体感染人引起的急性发热性疾病，通过恙螨叮咬人而传播。

三、选择题

A1 型题

1. D　2. E　3. C　4. E　5. D

A2 型题

C

B 型题

1. B　2. A　3. C　4. B　5. A　6. D　7. B　8. C

A3/4 型题

1. B　2. C　3. E

四、简答题

1. 恙虫病是一种动物源性传染病，鼠类为主要的传染源。恙螨为传播媒介，也是主要的储存宿主。恙螨叮咬感染的鼠后，恙虫病东方体在恙螨体内发育为成虫，并将病原体经卵传至下一代，因此，下一代幼虫叮咬人时使人受感染。恙螨喜生活于温度高、湿度大的草地和丛林。人在此地工作、游玩时可能被叮咬受染，并且可反复感染。人患恙虫病后对同型同株有持久的免疫力。

2. 恙螨叮咬后 6～18 天（多为 10～12 天），患者突然发热、剧烈头痛、肌肉疼痛。部分患者在恙螨叮咬的局部出现焦痂，焦痂附近淋巴结肿大并有触痛。患者可有结膜充血、耳聋等，发热 4～5 天，出现皮疹。皮疹多首先出现于躯干，后扩散到四肢。开始为斑疹，也可为丘疹。常伴肝、脾增大及其他部位淋巴结肿大。

实验室检查：①白细胞正常或偏高、偏低，淋巴细胞比例正常或升高。②发热第 2 周，部分患者可出现针对变形杆菌 OX_K 的抗体，多≥1∶320，或滴度有 4 倍以上升高。最早第 4 天出现阳性，3～4 周达高峰，5 周后下降。③补体结合试验：应用当地代表株或多价抗原，特异性高，抗体持续时间长，可达 5 年左右。效价≥1∶10 为阳性。④间接免疫荧光试验测定血清抗体，于起病第 1 周末出现抗体，第 2 周末达高峰，阳性率高于外斐反应。抗体可持续 10 年，对流行病学调查意义较大。⑤病原体分离：必要时取发热期患者血液 0.5ml 接种于小白鼠腹腔，小白鼠于 1～3 周死亡。对小白鼠进行剖检，取腹膜或脾做涂片，经姬姆萨染色或荧光抗体染色镜检，于单核细胞内可见立克次体。⑥也可做鸡胚接种、组织培养分离病原体。

（于岩岩）

第四节　人粒细胞无形体病

测 试 题

一、填空题

1. 人粒细胞无形体病是由__________侵染人末梢血__________引起的疾病。

2. 人粒细胞无形体病的血常规特点是白细胞__________，血小板__________。

3. 人粒细胞无形体病主要通过__________叮咬传播。

4. 直接接触危重患者或带菌动物的__________等体液时可能会导致人粒细胞无形体病传播。

5. 人粒细胞无形体病的发病高峰为__________，多集中在当地__________活动较为活跃的月份。

6. 人粒细胞无形体病的潜伏期一般为__________天。

7. 人粒细胞无形体病的__________、__________及__________者感染本病后病情多较危重。

8. 人粒细胞无形体病的血常规表现为：白细胞减少，多为__________；血小板降低，多为__________，可见异型淋巴细胞。

9. 对人粒细胞无形体病应及早使用________，以避免出现并发症，一般慎用______药物，以免加重病情。

10. 治疗人粒细胞无形体病的首选药物为________。

二、名词解释

1. 人粒细胞无形体病　　2. 嗜吞噬细胞无形体

三、选择题

A1 型题

1. 下列有关人粒细胞无形体病的流行病学特征哪项是错误的
   A. 一年四季均可发病
   B. 无地区性分布
   C. 传染源是蜱和患者
   D. 直接接触危重患者或带菌动物的血液会发生传播
   E. 主要发生在蜱活动活跃期

2. 人粒细胞无形体病有效病原治疗的药物是
   A. 复方新诺明
   B. 多西环素
   C. 磺胺嘧啶
   D. 氯霉素
   E. 红霉素

A2 型题

1. 患者，女，50 岁，因发热 3 天就诊。患者为林区农民，经常被蜱叮咬。近 3 天出现发热，为持续性高热，最高达 40℃，伴全身不适、乏力、头痛、肌肉酸痛，以及恶心、厌食。对症治疗无效。实验室检查：血白细胞数 $3.5\times10^9/L$，中性粒细胞 60%，淋巴细胞 40%，血红蛋白 130g/L，血小板 $30\times10^9/L$。全血标本 PCR 检测嗜吞噬细胞无形体特异性核酸阳性，且序列分析证实与嗜吞噬细胞无形体的同源性达 99% 以上。该患者的诊断是
   A. 肾综合征出血热
   B. 登革热
   C. 人粒细胞无形体病
   D. 莱姆病
   E. 新型布尼亚病毒感染

2. 患者，男，38 岁，因发热、头痛 2 天就诊。患者为公司职员，经常到野外旅行。1 周前到林地旅行，被蜱叮咬过。近 2 天出现发热，为持续性高热，最高达 39.9℃。头痛明显，无明显恶心、无呕吐，伴全身不适、乏力和肌肉酸痛。对症治疗无效。查体：表情淡漠，浅表淋巴结轻度肿大。实验室检查：血白细胞计数 $2.5\times10^9/L$，中性粒细胞 55%，淋巴细胞 45%，血红蛋白 130g/L，血小板 $27\times10^9/L$。对此患者首选的治疗药物是
   A. 多西环素
   B. 氯霉素
   C. 克林霉素
   D. 复方新诺明
   E. 伏立康唑

B1 型题

（1～3 题共用备选答案）

A. 人粒细胞无形体病
B. 手足口病
C. 细菌性肺炎

D. 麻疹
E. 革兰阴性菌血液感染

1. 出现血小板下降的疾病是
2. 重症病例周围血白细胞升高的疾病是
3. 白细胞正常或下降的细菌感染是

A3/A4 型题

(1～4 题共用题干)

患者，男，38 岁，因发热 2 天就诊。患者为护林员，常年在林区工作，经常被蜱叮咬。近 2 天出现发热，为持续性高热，最高达 39.5℃，伴全身不适、乏力、头痛和肌肉酸痛。在当地卫生院对症治疗无效。实验室检查：血白细胞数 3.7×10^9/L，中性粒细胞 60%，淋巴细胞 40%，血红蛋白 130g/L，血小板 33×10^9/L。

1. 该患者最可能的诊断是
   A. 森林脑炎
   B. 中东呼吸综合征
   C. 人粒细胞无形体病
   D. 莱姆病
   E. 鼠咬热
2. 该患者所患疾病的传染源是
   A. 马
   B. 猪
   C. 蜱和患者
   D. 家禽
   E. 鼠蚤
3. 为了明确诊断，最需要做下列哪项特殊检查
   A. 肝功能检查
   B. 病原核酸检测
   C. 肾功能检查
   D. 头颅 CT
   E. 血培养
4. 该患者最适宜的治疗是
   A. 对症治疗，加用多西环素
   B. 对症治疗，口服氟康唑
   C. 对症治疗，加用更昔洛韦
   D. 对症治疗，加用糖皮质激素
   E. 对症治疗，加用替加环素

四、简答题

1. 人粒细胞无形体病的主要传播途径。
2. 人粒细胞无形体病的主要临床症状。
3. 人粒细胞无形体病的血常规特点。
4. 人粒细胞无形体病的病原治疗原则。
5. 人粒细胞无形体病的预后。
6. 人粒细胞无形体病的流行特征。
7. 人粒细胞无形体病的一般治疗。
8. 人粒细胞无形体病的医护人员防护要点。
9. 人粒细胞无形体病治疗的首选药物及应用方法。

参考答案

一、填空题

1. 嗜吞噬细胞无形体　中性粒细胞
2. 减少　降低
3. 蜱

4. 血液
5. 5—10月　蜱
6. 7～14
7. 老年患者　免疫缺陷患者　进行糖皮质激素治疗
8. (1.0～3.0)×10^9/L　(30～50)×10^9/L
9. 抗生素　糖皮质激素
10. 多西环素

二、名词解释

1. 人粒细胞无形体病　是由嗜吞噬细胞无形体侵染人末梢血中性粒细胞引起的疾病，以发热伴白细胞、血小板减少和多器官功能损害为主要临床表现的蜱传疾病，严重者可导致死亡。

2. 嗜吞噬细胞无形体　属于立克次体目、无形体科、无形体属。呈球状多型性，革兰染色阴性，主要寄生在粒细胞的细胞质空泡内，以膜包裹的包涵体形式繁殖。

三、选择题

A1 型题

1. B　2. B

A2 型题

1. C　2. A

B1 型题

1. A　2. B　3. E

A3/A4 型题

1. C　2. C　3. B　4. A

四、简答题

1. 主要通过蜱叮咬传播。蜱叮咬携带病原体的宿主动物后，再叮咬人时，病原体可随之进入人体引起发病。直接接触危重患者或带菌动物的血液等体液，有可能会导致传播。

2. 急性起病，主要症状为发热（多为持续性高热，可高达40℃以上）、全身不适、乏力、头痛、肌肉酸痛，以及恶心、呕吐、厌食、腹泻等。部分患者伴有咳嗽和咽痛。体格检查可见表情淡漠、相对缓脉，少数患者可有浅表淋巴结肿大及皮疹。

3. 白细胞减少，多为(1.0～3.0)×10^9/L；血小板降低，多为(30～50)×10^9/L。可见异型淋巴细胞。

4. 及早使用抗生素，避免出现并发症。一般慎用糖皮质激素药物，以免加重病情。

5. 病死率低于1%。如能及时处理，绝大多数患者预后良好。

6. 已有人粒细胞无形体病的国家有美国、斯洛文尼亚、法国、英国、德国、澳大利亚、意大利及韩国等。根据国外研究，该病与莱姆病的地区分布相似。该病全年均有发病，发病高峰为5—10月，多集中在当地蜱活动较为活跃的月份。

7. 患者应卧床休息，给予高热量、适量维生素、流食或半流食，多饮水，注意口腔卫生，保持皮肤清洁。对病情较重的患者，应补充足够的液体和电解质；对体弱或营养不良、低蛋白血症者可给予胃肠营养、新鲜血浆、白蛋白和丙种球蛋白等治疗。

8. 对于一般病例，按照虫媒传染病进行常规防护。在治疗或护理危重患者时，尤其是患者有出血现象时，医务人员及陪护人员应加强个人防护。做好患者血液、分泌物、排泄物、环境和物品的消毒处理。

9. 多西环素为首选药物，应早期、足量使用。成人口服，0.1g/次，1 日 2 次，必要时首剂可加倍。8 岁以上儿童常用量为首剂 4mg/kg 体重，之后每次 2mg/kg 体重，1 日 2 次。重症患者可考虑静脉给药。

（卢联合）

第五章　螺旋体感染

第一节　钩端螺旋体病

测试题

一、填空题

1. 钩端螺旋体病（简称钩体病）最重要的传染源是________、________和________，主要的传播方式是________。

2. 钩体病的基本病理变化是________。

3. 钩体病的临床分型为________、________、________、________和________，后发症包括________、________、________和________。

4. 钩体病的病原体治疗首选________。

二、名词解释

1. 钩体病　　2. 赫氏反应　　3. 钩体病后发热

三、选择题

A1 型题

1. 钩体侵入人体最常见的部位是
   A. 皮肤及鼻、眼黏膜
   B. 胃肠道
   C. 血液（动物咬伤或吸血昆虫叮咬）
   D. 胎盘
   E. 生殖道

2. 钩体病的流行高峰是
   A. 春季
   B. 夏秋季
   C. 秋季
   D. 冬季
   E. 春秋季

3. 钩体的血清型中分布最广的是
   A. 波摩那群
   B. 犬群
   C. 七日热群
   D. 秋季群
   E. 黄疸出血群

4. 钩体毒力最强的是
   A. 波摩那群
   B. 犬群
   C. 七日热群
   D. 秋季群
   E. 黄疸出血群

A2 型题

1. 患者，男，32 岁，内蒙古人。因发热 3 天，伴恶心、呕吐、腹痛、腹泻，于某年 7 月 16 日入院。患者发病前 3 周曾从事过野外工作。查体：体温 38.5℃，咽腭黏膜充血，可见小出血点。实验室检查：血白细胞计数

12×10^9/L，红细胞沉降率 40mm/h，尿蛋白（++），红细胞 3～5 个/高倍视野。应首先考虑的疾病是

A. 流行性感冒

B. 钩体病

C. 疟疾

D. 伤寒

E. 细菌性败血症

2. 患者，男，36 岁。因发热 1 周，伴尿黄 3 天入院。体温最高 39.6℃，乏力明显，食欲减退，恶心、未吐。查体：皮肤散在出血点，巩膜轻度黄染。实验室检查：血白细胞 12×10^9/L，中性粒细胞 76%，血红蛋白正常，血小板正常。应首先考虑哪种疾病

A. 急性病毒性肝炎

B. 急性胆道感染

C. 钩体病（黄疸出血型）

D. 急性溶血性贫血

E. 肾综合征出血热

3. 患者，男，40 岁，南方农民，因发热伴头痛 5 天、加重 2 天入院。体温 39.6℃，全身疼痛明显。发病前 2 周参加收割水稻。查体：嗜睡，呼之能应。颈抵抗阳性，凯尔尼格征阳性。实验室检查：血白细胞 12×10^9/L，中性粒细胞 76%。脑脊液压力 220mm 水柱，有核细胞 200×10^6/L，单核细胞 90%，蛋白质轻度升高，糖稍下降，氯化物正常。应首先考虑哪种疾病

A. 病毒性脑炎

B. 结核性脑膜炎

C. 钩体病（脑膜脑炎型）

D. 化脓性脑膜炎

E. 隐球菌性脑膜炎

B1 型题

（1～5 题共用备选答案）

A. 正常尿

B. 蛋白尿

C. 血尿

D. 脓尿

E. 乳糜尿

1. 钩体病

2. 流行性感冒

3. 巨细胞病毒感染

4. 尿路结石

A3/A4 型题

（1～3 题共用题干）

患者，男，36 岁，男方农民，因发热、咽痛 3 天来诊。体温最高 39℃，伴寒战、乏力、头痛、稀便。查体：双侧腹股沟淋巴结肿大，腓肠肌压痛、质软，结膜充血。软腭可见出血点。实验室检查：血白细胞 9.6×10^9/L，中性粒细胞 76%。患者发病前 1 周参加收割水稻。

1. 该患者最可能的诊断为

A. 流行性感冒

B. 伤寒

C. 钩体病

D. 革兰阴性杆菌败血症

E. 金黄色葡萄球菌败血症

2. 进一步确诊最常用的检查是

A. 血培养

B. 肥达反应

C. 红细胞沉降率检查

D. 显微镜凝集溶解试验

E. 尿常规检查

3. 最重要的治疗是

A. 给予青霉素 G

B. 输液

C. 卧床观察

D. 物理降温

E. 给予糖皮质激素

（4～6 题共用题干）

患者，男，28 岁，南方渔民。因发热、咳嗽 1 周，加重伴痰中带血 4 天来诊。体温最高 39.6℃。查体：双侧腹股沟淋巴结肿大，压痛、质软，结膜充血。软腭可见出血

点。双肺可闻及少量湿啰音。实验室检查：血白细胞 $9.6 \times 10^9/L$，中性粒细胞 76%。X 线胸片显示双肺散在点片状阴影。

4. 该患者最可能的诊断是
   A. 钩体病（肺出血型）
   B. 大叶性肺炎
   C. 肺结核
   D. 支气管扩张
   E. 肺癌
5. 进一步确诊最常用的检查为
   A. 痰培养
   B. PPD 试验
   C. 肺部 CT
   D. 检查特异性抗体
   E. 尿常规
6. 血清学检查结果特异性抗体阳性，最重要的治疗是
   A. 卧床休息
   B. 输液
   C. 使用镇静剂
   D. 物理降温
   E. 病原治疗

四、简答题

1. 赫氏反应有哪些临床表现？如何预防？一旦发生如何处理？
2. 试述钩体病的发病机制。
3. 试述钩体病的治疗原则。

参考答案

一、填空题

1. 黑线姬鼠　猪　犬　接触疫水
2. 全身性毛细血管感染中毒性损伤
3. 单纯型　肺出血型　黄疸出血型　肾衰竭型　脑膜脑炎型　后发热　反应性脑膜炎　眼部后发症　闭塞性脑动脉炎
4. 青霉素 G

二、名词解释

1. 钩体病　是由致病性钩端螺旋体引起的急性动物源性传染病，主要传染源是鼠类和猪。

2. 赫氏反应　是钩体病患者在首次用青霉素 G 治疗后，因螺旋体大量裂解释放毒素所引起的病情加重发应。

3. 钩体病后发热　是钩体病患者在热退 3～4 天后，由于迟发性变态发应再次发热，体温为 38℃左右，经过 1～3 天可以自愈。

三、选择题

A1 型题

1. A　2. B　3. A　4. E

A2 型题

1. B　2. C　3. C

B1 型题

1. B 2. A 3. A 4. C

A3/A4 型题

1. C 2. D 3. A 4. A 5. D 6. E

四、简答题

1. 赫氏反应指钩体病患者在首剂青霉素 G 治疗后，因钩体大量裂解，释放毒素引起的病情加重反应。即在首剂青霉素 G 治疗后 2～4 小时（1/4～6 小时），患者突然寒战、高热（持续半小时至 2 小时），继之大汗、热退，可伴血压下降或休克。部分患者因此病情加重，诱发肺弥漫性出血。为了减少赫氏反应，宜采用开始小剂量与分次给药方案，如青霉素 G 首剂减为 3 万 U～5 万 U 肌内注射，4 小时后再给 5 万 U，再隔 4 小时开始给 20 万 U～40 万 U 肌内注射，每 8 小时 1 次，也可同时应用糖皮质激素预防。一旦发生赫氏反应，应立即输液，及早给予异丙嗪、氯丙嗪、氢化可的松并物理降温。

2. 钩体经皮肤、黏膜侵入人体形成钩体血症，引起早期的感染中毒症状；中期少数患者可引起脏器损害，产生肺、肝、肾、心及脑组织病变，出现肺出血、黄疸、肾功能损害及神经系统症状；后期部分患者因迟发性变态反应可出现后发热、眼与神经系统的后发症等。本病的基本病理变化是全身性毛细血管感染中毒性损伤。出血为本病的特点。

3. 钩体病的治疗原则是尽早抗菌治疗，可以缩短病程，减少内脏损害，同时给予对症治疗。

（蔺小红）

第二节 莱姆病

测试题

一、填空题

1. 莱姆病的病原体是__________，主要传染源是__________，通过__________传播，基本病理变化是__________。

2. 莱姆病典型病例的临床表现分期为__________、__________、__________。

3. 莱姆病早期的主要临床特征是__________。

4. 莱姆病的晚期特点为__________。

5. 对于莱姆病的病原治疗，抗生素的选择与疗程长短依__________和患者的具体情况确定。

6. 莱姆病早期仅有皮肤损害者，病原治疗可给予__________或__________。

二、名词解释

1. 莱姆病　　2. 慢性游走性红斑（erythema chronicum migrans，ECM）

三、选择题

A1 型题

1. 莱姆病发病的高峰季节是
   A. 春季
   B. 夏秋季
   C. 冬季
   D. 夏季
   E. 秋季
2. 在哪些地方可以感染莱姆病
   A. 林区
   B. 草原
   C. 人工草坪
   D. 室外
   E. 以上均可
3. 莱姆病的主要传染源是
   A. 患者
   B. 鼠类
   C. 蜱
   D. 犬
   E. 鹿

A2 型题

患者，男，40 岁。因反复发作性右膝关节肿痛，伴低热 2 个月余入院。患者从事环卫工作，经常修剪草坪。查体：体温 38℃，右膝关节肿胀明显，压痛，活动受限。实验室检查：血白细胞计数正常，红细胞沉降率 32mm/h，尿蛋白(+)，红细胞 6 个/高倍视野。应首先考虑哪种疾病

A. 风湿病
B. 慢性病毒性肝炎
C. 莱姆病
D. 慢性肾炎
E. 类风湿性关节炎

B1 型题

(1～4 题共用备选答案)

A. 血白细胞多数正常，偶可轻度升高
B. 血白细胞正常或者偏低
C. 血白细胞明显升高
D. 血白细胞正常
E. 血白细胞早期正常或偏低，之后升高

1. 莱姆病
2. 传染性单核细胞增多症
3. 猩红热
4. 流行性感冒

A3/A4 型题

(1～3 题共用题干)

患者，男，40 岁，林区工作人员，于某年 6 月 16 日来诊，3 天前患者发现腹部有一红色皮疹，后渐向周围扩散，变大、变硬，又痛又痒，有灼热感，伴乏力、头痛和低热。查体：颈稍有抵抗。实验室检查血白细胞正常。

1. 该患者最可能的诊断为
   A. 恙虫病
   B. 莱姆病
   C. 风湿病
   D. 病毒性脑炎
   E. 病毒性脑膜脑炎
2. 确诊需进一步检查
   A. 红细胞沉降率
   B. 脑脊液检查
   C. 血伯氏疏螺旋体 DNA
   D. 抗溶血性链球菌“O”
   E. C 反应蛋白
3. 治疗选择
   A. 红霉素
   B. 青霉素
   C. 头孢曲松
   D. 糖皮质激素
   E. 多西环素

(4～5 题共用题干)

患者，女，24 岁，北京人。因头痛、头晕 5 天，发热、复视 2 天入院。体温 38.9℃，患者视物模糊，伴向上滚动感，

视人左右晃动。呕吐 1 次，为胃内容物，非喷射性。患者发病前 20 天到香山游玩，在灌木丛中休息数小时。查体：双眼向左凝视时可见水平眼震，左眼外展受限，颈软。凯尔尼格征阴性。脑脊液：压力 380mm 水柱，无色微混浊，白细胞 1640×10^6/L，单核细胞 90%，多核细胞 10%，蛋白质 1030mg/L，糖和氯化物正常。血白细胞 8.4×10^9/L，中性粒细胞 64%，淋巴细胞 31%。

4. 该患者最可能的诊断是
   A. 病毒性脑膜炎
   B. 病毒性脑炎
   C. 神经炎
   D. 莱姆病
   E. 结核性脑膜炎
5. 要进一步明确诊断，下列哪项不能确诊
   A. 红细胞沉降率
   B. 脑脊液镀银染色检查病原体
   C. 检测脑脊液伯氏疏螺旋体-DNA
   D. 检测血液伯氏疏螺旋体-DNA
   E. 检测血液中特异性抗体

四、简答题

1. 莱姆病典型病例临床表现分几期？具体表现分别是什么？
2. 莱姆病的实验室特异性检查有哪些？

参考答案

一、填空题

1. 伯氏疏螺旋体　鼠类　硬蜱叮咬　血管损害
2. 局部皮肤损害期　感染播散期　持续感染期
3. 慢性游走性红斑
4. 发作性大关节炎
5. 病期
6. 多西环素　阿莫西林

二、名词解释

1. 莱姆病　是由伯氏疏螺旋体引起的自然疫源性疾病，其主要传染源是鼠类，通过硬蜱叮咬传播。

2. 慢性游走性红斑　是莱姆病局部皮肤损害的特征性表现。以硬蜱叮咬处为中心，开始为红斑或丘疹，经数日或数周向周围扩展，外缘为鲜红色，中心变白、变硬，患者有烧灼感、痛、痒。身体任何部位均可发生，以腋下、大腿、腹股沟最为常见。

三、选择题

A1 型题

1. B　2. E　3. B

A2 型题

C

B1 型题

1. A 2. E 3. C 4. B

A3/A4 型题

1. B 2. C 3. E 4. D 5. A

四、简答题

1. 莱姆病典型病例临床表现分为三期：

第一期（局部皮肤损害期）：平均持续 7 天，主要临床特征是慢性游走性红斑。感染早期还可出现发热、头痛、呕吐、关节痛、肌肉痛、浅表淋巴结肿大、肝和脾增大等。

第二期（感染播散期）：起病 2～4 周后出现。①神经系统表现主要为脑膜炎，部分患者有脑实质损害，有的患者发生面神经、动眼神经、视神经、听神经及周围神经炎，并出现相应的临床表现。②心脏损害，表现为心音低钝、心动过速和房室传导阻滞等。

第三期（持续感染期）：发病数月后出现发作性大关节炎，如膝关节、踝关节、肘关节等肿胀、疼痛、活动受限，可呈游走性且反复发作。还可出现其他器官如眼、肝、泌尿生殖系统等损害，引起相应表现。

2. 莱姆病的实验室特异性检查包括：①检测血、脑脊液中特异性抗体 IgM 和 IgG。常用方法有免疫荧光分析和酶联免疫吸附测定。②PCR 检测伯氏疏螺旋体 DNA：可取血液、皮肤、尿、脑脊液标本检测。③取患者的皮肤、关节滑膜、淋巴结、脑脊液等组织标本，用暗视野显微镜或银染色检查伯氏疏螺旋体。

（蔺小红）

第六章　原虫感染

第一节　溶组织内阿米巴感染

测 试 题

一、填空题

1. 肠阿米巴病的主要病变在__________，肠外阿米巴病变以__________最常见。

2. 阿米巴病可分为__________和__________。

3. 溶组织内阿米巴生活史包括__________、__________和__________，其中__________是其传播阶段。

4. 对肠阿米巴病首选________________治疗。

5. 阿米巴病的病原体是____________，该病原体有__________和__________两期，其感染型是__________，侵袭型是__________。

二、名词解释

1. 肠阿米巴病　　　2. 阿米巴肝脓肿

三、选择题

A1 型题

1. 下列说法与阿米巴痢疾大便性状相符的是
   A. 暗红色果酱样便，腥臭味
   B. 便后滴鲜血，血与大便不混合
   C. 大量黄绿色稀水样便，有膜状物
   D. 米泔水样便
   E. 洗肉水样便

2. 肠阿米巴病最常见的肠外并发症是
   A. 肺脓肿
   B. 肝脓肿
   C. 脑脓肿
   D. 心包积液
   E. 胸腔积液

3. 肠阿米巴病确诊的依据是
   A. 腹泻、腹痛，全身症状轻，抗菌药物治疗无效
   B. 右下腹压痛明显
   C. 大便镜检发现溶组织内阿米巴滋养体
   D. 大便镜检发现结肠阿米巴包囊
   E. 糊状暗红色大便，有腥臭

4. 阿米巴痢疾最重要的传染源是
   A. 只排出滋养体的急性阿米巴痢疾患者
   B. 无症状带囊者、慢性患者及恢复期患者
   C. 感染的动物
   D. 重型阿米巴痢疾患者
   E. 肠穿孔患者

5. 溶组织内阿米巴的致病型是
   A. 包囊
   B. 裂殖体
   C. 配子体
   D. 小滋养体
   E. 大滋养体
6. 下列不是肠阿米巴病并发症的是
   A. 肠出血
   B. 肠穿孔
   C. 阑尾炎
   D. 结肠癌
   E. 阿米巴瘤
7. 肠阿米巴病最常见的病变部位
   A. 近端结肠和盲肠
   B. 乙状结肠和空肠
   C. 空肠和回肠
   D. 盲肠和回肠
   E. 直肠和乙状结肠

A2 型题

1. 患者，男，30 岁，发热 35 天，体温 37～38℃，伴右上腹疼痛、盗汗，消瘦明显。查体：右下肺呼吸音减弱，局部皮肤水肿，肝肋下 3cm，有压痛和叩击痛。血常规：血红蛋白 100g/L，白细胞 13×10^9/L，中性粒细胞 78%，淋巴细胞 22%。2 年前有慢性腹泻史。最可能的诊断是
   A. 阿米巴肝脓肿
   B. 细菌性肝脓肿
   C. 肺脓肿
   D. 肝癌
   E. 肺结核
2. 患者，男，32 岁，农民，腹痛、腹泻半个月。大便每天 3～8 次，量多，暗红色、腥臭，肉眼可见血液及黏液。无发热，伴右下腹隐痛。大便镜检：白细胞（+），红细胞（+++）。最可能的诊断是
   A. 血吸虫病
   B. 急性痢疾
   C. 弯曲菌肠炎
   D. 肠阿米巴病
   E. 慢性非特异性溃疡性结肠炎
3. 患者，男，50 岁，腹泻 19 天，大便每天 5～8 次，呈暗红色糊状，有腥臭味，无明显发热及里急后重。当地给予左旋氧氟沙星治疗 7 天，无明显好转。大便常规：白细胞（+），红细胞（+++），发现夏-雷结晶。下列哪项处理较为妥当
   A. 甲硝唑
   B. 奎碘仿
   C. 依米丁
   D. 依米丁+奎碘仿
   E. 甲硝唑+奎碘仿
4. 患者，男，农民，3 周前出现腹泻，为果酱样大便，达 5～10 次，伴右下腹压痛，无发热，无里急后重，大便常规发现夏-雷晶体。诊断是
   A. 急性痢疾普通型
   B. 霍乱
   C. 病毒性肠炎
   D. 普通型阿米巴痢疾
   E. 伤寒

B1 型题

（1～2 题共用备选答案）

A. 大滋养体
B. 小滋养体
C. 包囊
D. 裂殖体
E. 配子体

1. 溶组织内阿米巴的致病型是
2. 溶组织内阿米巴的感染型是

（3～6 题共用备选答案）

A. 确诊阿米巴肝病
B. 排除阿米巴病
C. 阿米巴原虫携带
D. 肠阿米巴病普通型

E. 肠阿米巴病慢性型

3. 发热、肝痛，阿米巴病血清学检查阴性
4. 肝穿刺后抽取典型棕褐色脓液，发现阿米巴滋养体
5. 无腹泻，大便发现溶组织内阿米巴包囊
6. 间歇性腹泻半年，大便发现溶组织内阿米巴滋养体和包囊

A3/A4 型题

(1～2 题共用题干)

患者，男，60 岁，持续发热，右季肋部胀痛 2 个月，体温 37～39℃，盗汗、消瘦明显。7 天前突然出现咳嗽，吐咖啡样痰，每天 150～200ml。1 天来咳嗽渐停，体温 38.5℃，脉搏 87 次/分。慢性病容，皮肤、巩膜未见黄染，右下胸稍隆起，局部水肿，压痛明显，右下肺呼吸音减弱，可闻及细湿啰音。肝右肋下 2cm，质中等，明显触痛。血常规：血红蛋白 107g/L，白细胞 14×10^9/L，中性粒细胞 78%，淋巴细胞 22%。胸部透视：右隔抬高，活动受限，右侧胸腔积液。

1. 最可能的诊断为
   A. 结核性胸膜炎
   B. 支气管扩张合并感染
   C. 肺癌肺部转移
   D. 细菌性肝脓肿
   E. 阿米巴肝脓肿合并胸膜-肺-支气管瘘
2. 确诊最重要的方法是
   A. CT 检查
   B. B超检查
   C. 肝穿刺抽脓
   D. 抗阿米巴诊断性治疗
   E. 阿米巴血清学检查

四、简答题

1. 阿米巴肝脓肿的临床表现有哪些？
2. 简述肠阿米巴病的并发症。

参考答案

一、填空题

1. 近端结肠和直肠　阿米巴肝脓肿
2. 肠阿米巴病　肠外阿米巴病
3. 滋养体　包囊前期　包囊　包囊
4. 甲硝唑
5. 溶组织内阿米巴　滋养体　包囊　包囊　大滋养体

二、名词解释

1. 肠阿米巴病　是由溶组织内阿米巴引起的肠道寄生原虫病，主要病变部位在近端结肠和盲肠。临床上主要以腹痛、腹泻和排脓血便为主要特征。

2. 阿米巴肝脓肿　大多数是由于溶组织内阿米巴滋养体从肠道病变处经血流进入肝，使肝发生坏死而形成肝脓肿，实际上为阿米巴结肠炎的并发症，但也可无阿米巴结肠炎而单独发病者。

三、选择题

A1 型题

1. A 2. B 3. C 4. B 5. E 6. D 7. A

A2 型题

1. A 2. D 3. A 4. D

B1 型题

1. A 2. C 3. B 4. A 5. C 6. D

A3/A4 型题

1. E 2. C

四、简答题

1. 阿米巴肝脓肿的临床表现为：起病大多缓慢，发热呈间歇型或弛张型，有食欲减退、恶心、呕吐、腹胀等消化道症状及突出的肝区疼痛症状。部分患者右下胸或上腹饱满，或扪及肿块，肝区有叩击痛。其临床表现的轻重与脓肿位置和大小及是否感染有关。当脓肿向肝部发展时，刺激右侧膈肌，疼痛向右肩反放射；如压迫右肺下部可有右侧胸膜炎或胸腔积液；易向心包腔或腹腔穿破等。

2. 肠阿米巴病的并发症可分为肠道并发症和肠外并发症。肠道并发症有肠出血、肠穿孔。肠外并发症有阿米巴肝脓肿、肺脓肿及脑脓肿等。

（陈　煜）

第二节　疟　疾

测试题

一、填空题

1. 寄生在人体的疟原虫有四种，它们是________、________、________和________。
2. 疟原虫有两个宿主，________为终末宿主，________为中间宿主。
3. 疟原虫在人体内的发育阶段有两个，为________和________。
4. 传播疟疾的按蚊有四种：________、________、________、________。
5. 疟疾患者临床症状发生的原因是________、________及其代谢产物进入血液。
6. 疟疾的典型临床症状是________、________和________。
7. 疟疾在临床上可分为四型：________、________、________和________。
8. 典型疟疾应与________、________及________等疾病相鉴别。
9. 脑型疟疾应与________、________等疾病相鉴别。
10. 控制疟疾发作常用的药物为________和________，预防复发常用的药物为

____________。

二、名词解释

1. 间日疟　2. 恶性疟　3. 黑尿热　4. 复发　5. 再燃

三、选择题

A1 型题

1. 关于疟原虫的发育阶段，不正确的是
   A. 在人体内的发育分为红细胞外期和红细胞内期
   B. 红细胞内期又可分为裂体增殖和配子体形成
   C. 在蚊体内的发育可分为有性生殖和孢子生殖
   D. 在孢子生殖阶段，雄、雌配子体交配发育成合子
   E. 囊合子经过 10 天左右发育成孢子囊
2. 不属于疟疾病原体的是
   A. 圆形疟原虫
   B. 卵形疟原虫
   C. 间日疟原虫
   D. 恶性疟原虫
   E. 三日疟原虫
3. 不属于控制疟疾发作的药物为
   A. 奎宁
   B. 氯喹
   C. 伯氨喹
   D. 青蒿素
   E. 磺胺类
4. 用于防止疟疾复发和传播的药物是
   A. 伯氨喹
   B. 奎宁
   C. 双氢青蒿素
   D. 青蒿琥酯
   E. 蒿甲醚

A2 型题

1. 患者，女，19 岁。1 周前由安徽来京，次日开始发冷、寒战、发热、头痛，有出汗。近 2 天有过一次高热，体温 39.2℃，持续数小时，伴头痛，出汗后退热，精神佳，可以进食。血白细胞 $6.5\times10^9/L$，中性粒细胞 60%，淋巴细胞 40%，血红蛋白 100g/L。最可能的诊断是
   A. 急性血吸虫病
   B. 疟疾
   C. 流行性乙型脑炎
   D. 败血症
   E. 伤寒
2. 患者，男，26 岁，7 月 30 日起发热 1 周，曾自服退热药。今日又寒战、高热，退热时出汗。体检：一般情况好，肝肋下 1cm，脾肋下 1.5cm，软。实验室检查：白细胞 $4.8\times10^9/L$，中性粒细胞 76%。血涂片找疟原虫一次阴性，血培养阴性。曾患过疟疾及伤寒。此患者可能的诊断是
   A. 伤寒
   B. 钩端螺旋体病
   C. 疟疾
   D. 败血症
   E. 病毒性肝炎

B1 型题

（1～3 题共用备选答案）

A. 按蚊
B. 库蚊
C. 鼠蚤
D. 螨
E. 蜱

1. 恙虫病的传播媒介是
2. 疟疾的传播媒介是
3. 地方性斑疹伤寒的传播媒介是

A3/A4 型题

(1～4 题共用题干)

患者，女，42 岁。间歇性发热 1 个月，发热间隔不规律，伴寒战、乏力、恶心和呕吐。近 2 日出现少尿、头痛和腰痛。1 日前出现意识障碍。发病前 25 天患者曾去泰国。体检：体温 39.3℃，心率 90 次/分，血压 116/82mmHg，呼吸 22 次/分，颈抵抗(+)，布鲁津斯基征（+）。实验室检查：血白细胞 7.7×10^9/L，红细胞 3.1×10^{12}/L，血红蛋白 89g/L。

1. 该患者最可能的诊断是
   A. 流行性脑脊髓膜炎
   B. 流行性乙型脑炎
   C. 脑型疟疾
   D. 钩端螺旋体病
   E. 莱姆病
2. 该患者所患疾病的传播媒介是
   A. 伊蚊
   B. 按蚊
   C. 蜱
   D. 黑线姬鼠
   E. 鼠蚤
3. 为了明确诊断，最需要做下列哪项特殊检查
   A. 脑脊液检查
   B. 血涂片查找疟原虫
   C. 暗视野显微镜下查找钩端螺旋体
   D. 头颅 CT 检查
   E. 血培养
4. 该患者最适宜的治疗是
   A. 对症治疗，给予青霉素
   B. 对症治疗，口服伯氨喹
   C. 对症治疗，加用氯喹和伯氨喹
   D. 对症治疗，加用青蒿素
   E. 对症治疗，加用多西环素

四、简答题

1. 简述疟疾的定义。
2. 疟疾的传染源和传播途径是什么？
3. 试述间日疟的典型临床症状。
4. 疟疾的其他临床表现有哪些？
5. 简述脑型疟疾的临床表现。
6. 对疟疾患者的血涂片什么时间查找疟原虫阳性率最高？
7. 黑尿热的治疗。

参考答案

一、填空题

1. 间日疟原虫　卵形疟原虫　三日疟原虫　恶性疟原虫
2. 蚊　人
3. 红细胞外期（肝细胞内的发育阶段）　红细胞内期（红细胞内的发育阶段）
4. 中华按蚊　微小按蚊　雷氏按蚊　巴拉巴按蚊
5. 大量裂殖子　疟色素
6. 高热　寒战　大汗
7. 间日疟　三日疟　卵形疟　恶性疟
8. 败血症　钩端螺旋体病　伤寒与副伤寒

9. 流行性乙型脑炎 中毒型细菌性痢疾

10. 氯喹 青蒿素 伯氨喹

二、名词解释

1. 间日疟 是疟原虫经蚊叮咬传播的传染病，临床特点为间日定时的寒战、高热、大汗发作，两次典型发作之间有缓解间歇期，症状缓解，可有乏力。

2. 恶性疟 是疟原虫经蚊叮咬传播的传染病。临床特点为起病急骤，临床表现多样，发热前可仅有低热、畏寒和头痛等症状，继以弛张热和持续高热，可每日或间日发作，但常无明显的缓解间歇。严重者可致脑性疟疾。

3. 黑尿热 是疟疾的严重并发症之一，主要为急性血管内溶血，多见于恶性疟。临床表现为急起寒战、高热、腰痛、酱油样尿（血红蛋白尿）、急性贫血与黄疸。主要原因有：①患者红细胞中缺乏葡萄糖-6-磷酸脱氢酶。②具有过敏体质。③疟原虫释出的毒素作用。④抗疟药的作用，特别是奎宁与伯氨喹。

4. 复发 疟疾患者经过治疗，临床症状及原虫血症均消失后又出现发作，症状与初发时相似，一般距初发半年后发生。间日疟及卵形疟常有复发。

5. 再燃 指经过治疗后，临床症状未完全消失，一般在 28 天内或停药后即出现原虫血症和（或）临床症状。

三、选择题

A1 型题

1. D 2. A 3. C 4. A

A2 型题

1. B 2. C

B1 型题

1. D 2. A 3. C

A3/A4 型题

1. C 2. B 3. B 4. D

四、简答题

1. 疟疾是疟原虫经按蚊叮咬传播的传染病，临床特点为间歇性定时发作的寒战、高热，继以大汗而缓解，常有脾增大与贫血，多发生在热带、亚热带和温带地区。病原治疗分为氯喹敏感性疟疾与氯喹耐药性疟疾。氯喹敏感性疟疾仍首选氯喹和伯氨喹联合治疗，氯喹耐药性疟疾首选青蒿素及其衍生物。

2. 疟疾的传染源是疟疾患者和无症状带疟原虫者，传播途径是通过按蚊叮咬人。

3. 间日疟为疟原虫经蚊叮咬传播的传染病，临床特点为间日定时的寒战发作，两次典型发作之间可无任何症状。

（1）寒战期：突然发病，寒战、面色苍白、唇和指发绀、四肢发凉、脉速有力。寒战持续 10～120min。

（2）高热期：体温迅速上升，常达 40℃或更高。表现为头痛、全身酸痛、口渴、烦躁、面色潮红、皮肤干热、脉快有力，持续 2～6h。

(3) 大汗期：高热后期全身大汗淋漓，体温迅速下降至正常或正常以下，症状明显缓解，患者仍感疲乏无力，随即安然入睡，持续 2～3h。

4. 疟疾的其他临床表现有：

(1) 脾：早期轻度增大、质软，反复多次发作后脾明显增大，质较硬。

(2) 肝：轻度增大，质软、有压痛，血清谷丙转氨酶可升高。

(3) 贫血：反复多次发作后常有贫血，恶性疟疾贫血较显著。

5. 起病急、高热、剧烈头痛、呕吐、谵妄和抽搐、脑膜刺激症、反射亢进、失语、瘫痪等。腰椎穿刺检查，表现为脑脊液压力升高，白细胞大多正常或轻度升高，蛋白质轻度升高，糖与氯化物正常。严重者可发生脑水肿、呼吸衰竭而死亡。

6. 血涂片应在疟疾寒战发作前 1～2h 进行，此时阳性率较高，发热后红细胞中的疟原虫很少，不易检出。

（徐小元）

第三节　黑热病

测试题

一、填空题

1. 寄生于人体的利什曼原虫有__________、__________和__________，引起黑热病的是__________原虫。

2. 黑热病的传染源是__________、__________和__________。

3. 黑热病的传播媒介是__________。

4. 黑热病的典型临床表现有__________、__________、__________和__________。

5. 黑热病的特殊临床类型有__________和__________。

6. 诊断黑热病时最常见的涂片方法是__________。

7. 黑热病全血细胞变化的特点是：白细胞__________，中性粒细胞__________，血红蛋白__________，血小板__________。

8. 黑热病应与以下疾病鉴别：__________、__________、__________和__________。

9. 黑热病的病原治疗常选用__________和__________。

10. 黑热病常见的并发症有__________、__________和__________。

二、名词解释

1. 双峰热　　2. 利杜体　　3. 鞭毛体

三、选择题

A1 型题

1. 黑热病的传播媒介是

A. 中华按蚊

B. 中华白蛉

C. 鼠蚤

D. 恙螨

E. 人虱

2. 黑热病的病原体是

A. 钩端螺旋体

B. 立克次体

C. 旋毛虫

D. 杜氏利什曼原虫

E. 细粒棘球绦虫

3. 黑热病的病原治疗首选

A. 戊脘脒

B. 糖皮质激素

C. 5价葡萄糖酸锑钠

D. 奎宁

E. 青蒿素

A2 型题

患者，女，45岁，某年6月因发热1个月余由甘肃陇南地区来京就诊。热型不规则，体温38.5～39.2℃，无寒战，热退时无大汗，先后使用青霉素、头孢曲松（菌必治）等抗生素治疗无明显效果。体检：面色苍白，消瘦，颌下、腋淋巴结肿大。脾肋下6cm，质软。肝肋下1cm，质软。实验室检查：白细胞2.5×10^9/L，红细胞3.0×10^2/L，血红蛋白8.5g/L，血小板60×10^9/L，血涂片查菌阴性，骨髓涂片发现利杜体。最可能的诊断是

A. 再生障碍性贫血

B. 恶性组织细胞增生症

C. 疟疾

D. 黑热病

E. 布氏菌病

B1 型题

（1～3题共用备选答案）

A. 中华白蛉

B. 按蚊

C. 鼠蚤

D. 螨

E. 蜱

1. 恙虫病的传播媒介是

2. 黑热病的传播媒介是

3. 地方性斑疹伤寒的传播媒介是

A3/A4 型题

（1～4题共用题干）

患者，男，23岁，7月9日因发热1个月余就诊，体温最高达39.6℃。一日内可有2次体温升高。近1周出现乏力、心悸、气短、面色苍白、牙龈出血等，使用头孢类抗生素无明显效果。患者发病前2个月曾去山东某县出差。体检：面色苍白、消瘦。颈部淋巴结肿大。脾肋下6cm，质软。肝肋下1cm，质软。实验室检查：白细胞2.1×10^9/L，红细胞2.8×10^9/L，血红蛋白8.9g/L，血小板72×10^9/L，血涂片查菌阴性。

1. 该患者最可能的诊断是

A. 疟疾

B. 淋巴瘤

C. 黑热病

D. 钩端螺旋体病

E. 布鲁菌病

2. 该患者所患疾病的传播媒介是

A. 中华白蛉

B. 按蚊

C. 蜱

D. 黑线姬鼠

E. 接触病畜

3. 为了明确诊断，最需要做下列哪项特殊检查

A. 骨髓涂片检查利杜体

B. 血培养

C. 暗视野显微镜下查找钩端螺旋体

D. 骨髓穿刺活检

E. 血清球蛋白水试验

4. 对该患者的病原治疗为

A. 青霉素

B. 化疗

C. 5价葡萄糖酸锑钠

D. 青蒿素

E. 多西环素

四、简答题

1. 什么是黑热病？
2. 在我国黑热病主要流行在哪些地区？
3. 简述皮肤型黑热病的临床表现。
4. 简述黑热病的典型临床表现。
5. 简述黑热病患者的病原学检查。

参考答案

一、填空题

1. 杜氏利什曼原虫　热带利什曼原虫　巴西利什曼原虫　杜氏利什曼原虫
2. 患者　病犬　少数野生动物
3. 中华白蛉
4. 发热　脾增大　肝轻度至中度增大　贫血及营养不良
5. 皮肤型黑热病　淋巴结型黑热病
6. 骨髓涂片
7. 减少　减少　减少　减少
8. 伤寒　疟疾　结核病　布鲁菌病
9. 锑剂　非锑剂
10. 肺炎　急性粒细胞缺乏症　败血症

二、名词解释

1. 双峰热　一日内可有 2 次体温升高，每次升降相差 1℃左右，可见于黑热病等。

2. 利杜体　杜氏利什曼原虫在人体内时称为利杜体，为无鞭毛体，圆形或椭圆形，有核。

3. 鞭毛体　当利杜体被白蛉吸入其体内，并在白蛉的胃内生长发育，有鞭毛形成，为鞭毛体。

三、选择题

A1 型题

1. B　2. D　3. C

A2 型题

D

B1 型题

1. D　2. A　3. C

A3/A4 型题

1. C　2. A　3. A　4. C

四、简答题

1. 黑热病又称内脏利什曼病，是由杜氏利什曼原虫通过白蛉传播的慢性地方性传染病。临床主要特点是长期不规则发热、贫血、脾进行性增大及白细胞减少。

2. 黑热病在我国主要流行于长江以北的 16 个省、市、自治区，其中以山东、江苏、安徽、河北为重流行区，陕西、甘肃和新疆次之，山西、辽宁、湖北、四川、青海、内蒙古和北京市郊仅有轻度流行或散在发病。

3. 皮肤型黑热病　皮损多与黑热病同时存在或发生在黑热病后，也可发生在无黑热病病史的原发患者，主要有结节、豆疹和红斑。结节可连成片，类似瘤型麻风，可发生在身体任何部位。患者大多一般情况良好，能照常工作及劳动，病程较长，可达 10 年之久。

4. 黑热病的典型临床表现为：

（1）发热：起病多缓慢。典型为双峰热，一日之内可有 2 次体温升高。长期发热可达数月。多表现为不规则热。患者一般状况相对好，无明显全身中毒现象，虽发热数月尚能参加一般劳动。

（2）脾增大：脾呈进行性增大，起病后半个月即可触及，质软，3 个月时可达肋脐线之间，半年后可平脐至盆腔，质地中等。

（3）肝、淋巴结可轻至中度肿大。

（4）贫血及营养不良：病程晚期可有明显贫血，白细胞及血小板明显降低，有心悸、气短、面色苍白、水肿、鼻出血、牙龈出血以及皮肤颜色加深，故称黑热病。

5. 黑热病患者的病原学检查有：

（1）涂片检查：骨髓涂片检查利杜体，阳性率高。淋巴结穿刺涂片染色查利杜体简单易行，但阳性率较骨髓穿刺低。周围血厚涂片阳性率为 60%，血液沉淀法涂片阳性率为 90%，对皮肤型黑热病可从皮损处及肿大淋巴结中涂片检查利杜体。

（2）培养：如原虫量较少，涂片检查阴性，可将穿刺物接种于含兔血的培养基、鸡胚或组织培养基中培养 7～10 天，可得阳性结果。

（3）分子生物学方法：主要用于科研工作。

（徐小元）

第四节　弓形体病

测试题

一、填空题

1. 弓形虫病是由__________引起的人畜共患病，通过__________和__________两种途径传播给人，人感染后多呈__________。

2. 弓形虫病的传播途径有__________、__________、__________、__________。

3. 妊娠早期感染弓形虫可引起__________、__________、__________。

4. 弓形虫病最具特征性的病理损害是发生在__________、__________和__________。

5. 发现弓形虫__________为近期感染，发现__________为慢性感染。
6. 弓形虫在免疫状态__________时可引起全身播散性感染。

二、名词解释

弓形虫脑病

三、选择题

A1 型题

1. 弓形虫病的主要传染源是
   A. 猫
   B. 人
   C. 鸟类
   D. 禽类
   E. 食草动物
2. 弓形虫病是
   A. 甲类传染病
   B. 人畜共患病
   C. 虫媒性传染病
   D. 乙类传染病
   E. 丙类传染病
3. 孕妇患弓形虫病时的治疗药物是
   A. 甲硝唑
   B. 乙胺嘧啶
   C. 乙酰螺旋霉素
   D. 氯霉素
   E. 丙种球蛋白
4. 最应预防弓形虫感染的人群是
   A. 学生
   B. 成年人
   C. 老年人
   D. 孕妇
   E. 兽医
5. 免疫功能正常者的获得性弓形虫病最多见的表现为
   A. 肝炎
   B. 脑炎
   C. 肺炎
   D. 肾炎
   E. 淋巴结肿大
6. 眼部弓形虫病最常见的表现是
   A. 结膜炎
   B. 虹膜炎
   C. 脉络膜视网膜炎
   D. 角膜炎
   E. 眼部肿瘤
7. 预防弓形虫病下列哪项措施是错误的
   A. 隔离病猫
   B. 杀死病猫
   C. 注射疫苗
   D. 不食生食
   E. 搞好环境卫生

A2 型题

患者，男，34 岁，1 年前体检发现抗 HIV 阳性。头痛、呕吐 15 天，左侧肢体活动障碍伴视力减退 5 天入院。初步诊断不除外弓形虫病，确定诊断最常用的方法为
   A. 血常规
   B. 染色试验
   C. 细胞培养
   D. 动物接种
   E. 基因诊断

B1 型题

（1～3 题共用备选答案）
   A. 钉螺
   B. 蚊虫
   C. 羊
   D. 猫
   E. 猪
1. 日本血吸虫的中间宿主是
2. 弓形虫的终末宿主是
3. 我国北方钩端螺旋体病的主要储存

宿主是

A3/A4 型题

(1～2 题共用题干)

患者，女，26 岁，与猫有密切接触史。妊娠 8 周，血清弓形虫特异性 IgM 阳性，目前无不适感。

1. 应首选下列哪项处理
   A. 不处理
   B. 继续妊娠，注意复查抗体
   C. 立即药物治疗
   D. 人工流产
   E. 有症状后结予药物治疗
2. 患者应禁用哪种药物
   A. 乙胺嘧啶
   B. 螺旋霉素
   C. 克林霉素
   D. 阿奇霉素
   E. 罗红霉素

四、简答题

1. 简述弓形虫病的高危人群。
2. 抗弓形虫治疗的对象是什么?
3. 简述先天性弓形虫病的临床表现。

参考答案

一、填空题

1. 刚地弓形虫　先天性　获得性　隐性感染
2. 先天性传播　消化道传播　经破损皮肤及黏膜传播　经输血或器官移植传播
3. 流产　死产　畸形儿
4. 淋巴结　眼　脑
5. 滋养体　包囊
6. 低下

二、名词解释

弓形虫脑病：免疫功能低下者感染弓形虫后，弓形虫可发生广泛播散。严重患者可出现弓形虫脑病，表现为逐渐出现的头痛、偏瘫、癫痫和视力障碍，可有昏迷，但发热及脑膜刺激征较少见。脑脊液中可见少量红细胞，单核细胞轻度升高，蛋白质略升高。CT 检查可有脑炎改变。

三、选择题

A1 型题

1. A　2. B　3. C　4. D　5. E　6. C　7. C

A2 型题

B

B1 型题

1. A　2. D　3. E

A3/A4 型题

1. D　2. A

四、简答题

1. 弓形虫病的高危人群为胎儿、幼儿、老人、肿瘤患者、免疫功能缺陷者（如艾滋病患者）或接受免疫抑制剂治疗者。

2. 治疗的对象主要为：①急性弓形虫病。②免疫功能缺陷宿主的弓形虫急性或隐性感染者。③先天性弓形虫病患儿。④有弓形虫近期感染表现（特异性 IgM、循环抗原阳性或特异性抗体从阴性转为阳性）的孕妇。

3. 先天性弓形虫病，在妊娠早期发生感染，可引起流产、死产或分娩出发育缺陷儿；妊娠中期感染，多出现死胎、早产和严重的脑、眼疾患；妊娠晚期感染，胎儿发育可以正常，但可有早产，或出生数月或数年后才逐渐出现症状，如心脏畸形、心脏传导阻滞、耳聋、小头畸形或智力低下。

（张建华）

第七章　蠕虫感染

第一节　日本血吸虫病

测 试 题

一、填空题

1. 血吸虫病传播必须具备的三个环节是：__________、__________和__________。
2. 引起我国血吸虫病的病原体主要是__________。
3. 血吸虫唯一的中间宿主是__________。
4. 日本血吸虫的主要寄生部位为__________，主要产卵部位为__________。
5. 晚期血吸虫病肝的特征性病变是__________。
6. 血吸虫虫卵在组织内沉积引起的特征性病变是__________。

二、名词解释

1. 日本血吸虫病　2. 异位损害与异位血吸虫病　3. 干线型纤维化　4. 尾蚴性皮炎

三、选择题

A1 型题

1. 治疗血吸虫病常首选
   A. 蒿甲醚
   B. 吡喹酮
   C. 溴乙酰胺
   D. 甲硝唑
   E. 伯氨喹
2. 在血吸虫的生活史中，对人畜具有感染性的阶段是
   A. 虫卵
   B. 毛蚴
   C. 尾蚴
   D. 童虫
   E. 成虫
3. 在血吸虫发育各阶段中引起人体最主要病理改变的是
   A. 成虫
   B. 虫卵
   C. 尾蚴
   D. 童虫
   E. 雷蚴
4. 日本血吸虫病异位损害多见于
   A. 肝与肺
   B. 肺与脑
   C. 肝与脑
   D. 肺与结肠
   E. 肝与结肠
5. 有关急性血吸虫病表现错误的是
   A. 患者均有发热
   B. 多无明显的毒血症症状

C. 常见明显的肝增大和黄疸
D. 可有荨麻疹等过敏反应表现
E. 腹痛、腹泻较常见

6. 血吸虫病的病理改变复杂多样，其中由虫卵引起的主要病变是
A. 肺部肉芽肿病变
B. 脑部肉芽肿病变
C. 肝和肠肉芽肿病变
D. 皮下结节
E. 胆囊息肉样变

7. 急性血吸虫病的外周血象特征性改变是
A. 中性粒细胞显著升高
B. 异型淋巴细胞显著升高
C. 嗜酸性粒细胞显著升高
D. 单核细胞显著升高
E. 嗜碱性粒细胞显著升高

8. 血吸虫的中间宿主是
A. 人
B. 淡水鱼和虾
C. 湖蟹
D. 牛
E. 钉螺

9. 血吸虫病的主要传染源是
A. 野鼠
B. 患者和保虫宿主
C. 家禽
D. 猫
E. 狗

10. 急性血吸虫病的好发季节为
A. 秋冬季节
B. 冬春季节
C. 夏秋季节
D. 秋季
E. 夏季

11. 日本血吸虫成虫主要的寄生部位是
A. 肝
B. 肠系膜下静脉
C. 肠系膜上静脉
D. 脾静脉
E. 食管-胃底静脉

12. 当人畜接触血吸虫疫水后，能通过皮肤和黏膜侵入体内的是
A. 毛蚴
B. 母胞蚴
C. 子胞蚴
D. 尾蚴
E. 童虫

13. 关于血吸虫病与伤寒的鉴别，下列哪项最有价值
A. 热程
B. 相对缓脉
C. 腹痛、腹泻
D. 外周血嗜酸性粒细胞显著增多
E. 肝功能异常

14. 急性血吸虫病的热型最常见的是
A. 稽留热
B. 不规则热
C. 间歇热和弛张热
D. 回归热
E. 波状热

15. 急性血吸虫病的潜伏期一般为
A. 1周左右
B. 2周左右
C. 1个月左右
D. 半年
E. 一年

16. 对脑血吸虫病慢性型，脑CT检查显示病变多位于
A. 颞叶
B. 顶叶
C. 额叶
D. 岛叶
E. 小脑

17. 血吸虫病传播途径必须具备的三个条件是
A. 传染源、中间宿主和易感人群
B. 毛蚴、水体和易感者
C. 虫卵、毛蚴和水体
D. 传染源、钉螺和尾蚴

E. 虫卵随粪便入水，钉螺的存在和滋生，接触疫水

18. 日本血吸虫病病理变化最显著的部位是
    A. 肝
    B. 肺
    C. 结肠
    D. 脑
    E. 肝和结肠

19. 按病情早晚和主要临床表现，血吸虫病可分为
    A. 早期、晚期、恢复期血吸虫病和异位损害
    B. 童虫移行症、血吸虫病、血吸虫肝病
    C. 急性、慢性、晚期血吸虫病和异位损害
    D. 早期、急期、晚期、恢复期血吸虫病
    E. 轻型、普通型、重型、暴发型血吸虫病

20. 下列哪组临床表现支持急性血吸虫病的诊断
    A. 腹痛、腹泻、肝和脾增大及压痛
    B. 发热、肝和脾增大、末梢血液嗜酸性粒细胞明显增多
    C. 皮肤荨麻疹、咳嗽、泡沫痰、胸痛、X线胸片双侧肺纹理增多
    D. 腹泻、便秘交替，脾增大，周围血血小板减少
    E. 腹胀、腹泻、便秘交替，腹水征阳性，末梢血白细胞减少

21. 急性血吸虫病的确诊依据是
    A. 急起发热，血嗜酸性粒细胞显著增多，大便血吸虫虫卵阳性或孵出毛蚴
    B. 无发热，血嗜酸性粒细胞不增多，大便血吸虫虫卵阳性或孵出毛蚴
    C. 无发热，肝和脾增大，直肠、乙状结肠活检发现虫卵
    D. 有发热等临床表现，血嗜酸性粒细胞增多，X线胸片肺纹理增多
    E. 长期发热，稽留热型，肝、脾增大，既往有血吸虫病史

22. 关于慢性血吸虫病的临床表现，最常见的是
    A. 无明显症状，仅大便检查或因其他疾病就医时被发现
    B. 腹痛、腹泻，脓血便
    C. 肝、脾增大
    D. 上腹部饱胀、隐痛不适、呕血和黑便
    E. 长期低热

23. 晚期血吸虫病的临床表现最常见的是
    A. 腹痛、腹泻，脓血便
    B. 长期发热
    C. 无症状，无体征
    D. 脾巨大，脾功能亢进，腹水
    E. 嗜酸性粒细胞明显增多

24. 晚期血吸虫病的临床类型除外下列哪项
    A. 巨脾型
    B. 脑病型
    C. 腹水型
    D. 侏儒型
    E. 结肠肉芽肿型

25. 关于晚期血吸虫病，下列哪项是错误的
    A. 根据主要临床表现分为巨脾型、腹水型、侏儒型和结肠肉芽肿型
    B. 巨脾型除脾巨大以外，常伴有脾功能亢进
    C. 腹水型有门脉高压、肝硬化的症状和体征

D. 侏儒型表现为身材呈比例性短小

E. 上述三型独立存在，相互之间无交叉存在现象

A2 型题

1. 患者，男，25 岁，在血吸虫病流行区参加抗洪抢险时，下肢经常出现红色小丘疹并伴有瘙痒。49 天后，患者出现发热，体温自午后升高，同时伴有腹痛、腹泻，大便中带有黏液和脓血。体检：患者一般情况良好，无黄疸，肝肋下 2.5cm，脾肋下侧位可及边缘。实验室检查：白细胞 13×10^9/L，嗜酸性粒细胞 25%。患者最可能的诊断是
   A. 尾蚴性皮炎
   B. 急性血吸虫病
   C. 慢性血吸虫病
   D. 晚期血吸虫病
   E. 病毒性肝炎
2. 患者，男，农民，50 岁，反复腹泻、便秘交替出现 10 年，加重伴腹胀 3 个月。既往每周饮白酒 50～100ml（1～2 两）5 年，居住地有血吸虫病流行。查体：消瘦，皮肤、巩膜无黄染，腹部隆起，肝剑突下 4cm，脾下缘平脐，移动性浊音阳性。血清乙、丙型肝炎病毒标志物均为阴性，B 超提示肝硬化。该例患者应诊断为
   A. 肝炎后肝硬化
   B. 胆汁性肝硬化
   C. 心源性肝硬化
   D. 血吸虫性肝硬化
   E. 酒精性肝硬化

B1 型题

（1～5 题共用备选答案）

A. 发热、肝增大、腹痛、腹泻，嗜酸性粒细胞增多

B. 肝门静脉周围纤维化，可有巨脾、腹水或侏儒

C. 肝左叶增大，脾增大，常有腹痛和腹泻

D. 发热、腹泻、肝增大，并伴有脑膜脑炎症状，血嗜酸性粒细胞增多

E. 发热、腹泻、肝增大，伴呼吸道症状，血嗜酸性粒细胞增多

1. 急性期血吸虫病的临床特征是
2. 慢性期血吸虫病的临床特征是
3. 晚期血吸虫病的临床特征是
4. 急性脑血吸虫病的临床特征是
5. 肺血吸虫病的临床特征是

A3/A4 型题

（1～2 题共用题干）

患者，男，20 岁学生，1 个月前放暑假，与同学数人到血吸虫病流行区旅游并下水游泳。前日突起畏寒、发热，体温波动在 37～40℃，以夜间为甚。伴有腹泻，3～5 次/天。查体：无黄染，体温 39.5℃，左下腹压痛，肝肋下 1.5cm，剑突下 3cm，质中，触痛，脾肋下未及，ALT 178U/L。血常规：白细胞 15×10^9/L，嗜酸性粒细胞 45%。

1. 诊断应首先考虑
   A. 败血症
   B. 急性血吸虫病
   C. 急性病毒性肝炎（乙型）
   D. 伤寒
   E. 全身粟粒型结核
2. 为明确诊断，首先应做哪项检查
   A. 血培养＋药敏
   B. 肛门拭子大便培养＋药敏
   C. 大便镜检及浓缩孵化试验
   D. 甲、乙、丙型肝炎病毒血清标志物检查
   E. 血吸虫抗原抗体的血清免疫学试验

（3～5 题共用题干）

患者，男，20 岁，持续发热 2 周，体

温 37～40℃，晚上为甚，早晨正常，稍畏寒，无寒战，间有腹痛，大便稀，2～3 次/天。无脓血，精神、食欲尚可。

3. 作为发热的原因，可能性最小的是
   A. 急性血吸虫病
   B. 结核病
   C. 伤寒
   D. 肝脓肿
   E. 病毒性肝炎
4. 体格检查：肝剑突下 4cm，轻触痛，脾侧位可及。血常规：血红蛋白 120g/L，白细胞 18×10^9/L，中性粒细胞 45%，淋巴细胞 30%，嗜酸性粒细胞 25%。首先考虑的诊断是
   A. 伤寒
   B. 结核
   C. 阿米巴肝脓肿
   D. 急性血吸虫病
   E. 疟疾
5. 1 个月前放暑假，患者与同学数人到血吸虫病流行区旅游并下水游泳。为了确诊，最重要的检查是
   A. 腹部 B 超
   B. 肝功能检查
   C. 大便血吸虫卵检查
   D. 环卵沉淀试验
   E. 间接血凝试验

四、简答题

1. 血吸虫病的综合预防措施中为什么说灭螺是关键?
2. 简述血吸虫虫卵的致病作用及与临床的联系。

参考答案

一、填空题

1. 虫卵随粪便入水　钉螺的存在与滋生　人或动物接触疫水
2. 日本血吸虫
3. 钉螺
4. 门静脉系统　肠黏膜下层末梢静脉内
5. 干线型纤维化
6. 虫卵肉芽肿

二、名词解释

1. 日本血吸虫病（国内常将其简称为血吸虫病）属于人兽共患疾病，是由日本血吸虫寄生在门静脉系统内所引起的寄生虫病。人主要通过皮肤、黏膜接触含有血吸虫尾蚴的疫水而感染，其虫卵引起的肝与结肠的肉芽肿是本病主要的病理改变。在急性期有发热、腹泻或痢疾样大便、肝增大和压痛以及血中嗜酸性粒细胞显著增多。慢性期以肝、脾增大为主。晚期则以门静脉周围纤维化为主，可发展为肝硬化，伴门静脉高压、巨脾与腹水。

2. 日本血吸虫虫卵和（或）成虫在门静脉系统以外的器官引起的病变称为异位损害。异位损害以肺与脑部的血吸虫虫卵沉积引起的病变居多。肺部多表现为间质性粟粒状虫卵肉芽肿伴周围肺泡渗液，偶可发现成虫。脑部病变主要是虫卵肉芽肿，多分布在顶叶和颞叶。

3. 日本血吸虫产卵量大，卵多成簇地聚集、沉积于肝和结肠壁，尤以肝的病变最为严

重。虫卵随血流到达肝，在门脉小分支处停留，并形成虫卵肉芽肿结节。晚期由于虫卵结节形成纤维组织，在肝门静脉分支周围与门静脉区出现广泛的纤维化。在肝切面上，可见围绕在门静脉周围白色的长纤维束从不同角度插入肝内，称为干线型纤维化，是晚期血吸虫病的特征性病变。

4. 血吸虫尾蚴（包括禽、畜类等动物血吸虫的尾蚴）钻入人体的皮肤部位，其头腺分泌的溶组织酶和其死亡后的崩解产物可引起组织局部水肿，毛细血管扩张充血，炎性细胞浸润。临床表现有皮疹、皮肤红肿和瘙痒等，称为“尾蚴性皮炎”。

三、选择题

A1 型题

1. B　2. C　3. B　4. B　5. C　6. C　7. C　8. E　9. B　10. C　11. B　12. D　13. D　14. C　15. C　16. B　17. E　18. E　19. C　20. B　21. A　22. A　23. D　24. B　25. E

A2 型题

1. B　2. D

B1 型题

1. A　2. C　3. B　4. D　5. E

A3/A4 型题

1. B　2. C　3. E　4. D　5. C

四、简答题

1. 血吸虫病的传播必须具备三个环节，即虫卵随粪便入水，钉螺的存在和滋生，以及人或动物接触疫水。患者和保虫宿主都是重要的传染源，对感染的人和动物进行治疗，可以减少传染源的数量，是重要的预防手段。但由于血吸虫病保虫宿主的多样性和大量无症状患者的存在，单从管理传染源的角度来控制疾病较为困难。加强水源和粪便的管理也是重要的预防措施，但保虫宿主的粪便入水仍难以避免。在血吸虫的生活史中，有虫卵、毛蚴、尾蚴、童虫和成虫等阶段，其中只有尾蚴是具有感染性的阶段。钉螺是血吸虫唯一的中间宿主，若无钉螺存在，血吸虫便不能发育至具有感染性阶段的尾蚴，因而也就不能感染人畜完成其生活史。无钉螺存在，也就无人、畜血吸虫病的存在。因此，消灭钉螺是血吸虫病综合预防措施中的关键。

2. 血吸虫在人体内主要寄生在门静脉系统并在此大量产卵，虫卵常成簇沉积于结肠及肝内门静脉分支。当虫卵在沉积组织内发育成熟后，卵内毛蚴分泌的可溶性抗原由卵壳缓慢释出并致敏 T 淋巴细胞。当致敏 T 淋巴细胞再次接触可溶性抗原时产生各种淋巴因子，吸引巨噬细胞、嗜酸性粒细胞及成纤维细胞等聚集到虫卵周围，形成虫卵肉芽肿。白细胞介素 1 和肺瘤坏死因子含量高，引起宿主的发热、消瘦等急性血吸虫病表现。随着卵内毛蚴的衰老、死亡及钙化，浸润细胞被单核细胞及成纤维细胞取代形成慢性虫卵结节。晚期结节内胶原合成增加，纤维化加剧，最后被纤维瘢痕组织取代。由于日本血吸虫产量数量巨大，虫卵常成簇沉积，因此，虫卵肉芽肿数量多、体积大。在疾病晚期，由于大量纤维组织增生，在结肠可导致肠腔狭窄而引起不完全性肠梗阻，甚至诱发结肠癌。在肝内，由于门静脉周围纤维增生导致干线型纤维化，窦前门静脉阻塞形成门静脉高压，侧支循环开放，食管-胃底静脉曲张破裂可导致大出血，肝功能失代偿时出现腹水。儿童期间反复重度感染可影响生长发育，导致侏儒症。虫卵异位沉积于脑内及肺部，可引起癫痫发作和肺间质病变。

（王占国）

第二节 并殖血吸虫病

测 试 题

一、填空题

1. 并殖吸虫病又称＿＿＿＿＿，是由并殖吸虫（肺吸虫）引起的一种＿＿＿＿＿的自然疫源性寄生虫病。

2. 我国发现的并殖吸虫中主要是＿＿＿＿＿并殖吸虫和＿＿＿＿＿并殖吸虫。

3. 卫氏并殖吸虫病的主要传染源是＿＿＿＿＿＿＿，斯氏并殖吸虫病的主要传染源是＿＿＿＿＿＿＿。

4. 并殖吸虫所致的基本病理分为＿＿＿＿＿＿、＿＿＿＿＿＿和＿＿＿＿＿＿三期。

5. ＿＿＿＿＿是并殖吸虫病的唯一传播途径。

6. 并殖吸虫病的病原治疗首选＿＿＿＿＿。

二、名词解释

1. 并殖吸虫病　　2. 并殖吸虫性囊肿

三、选择题

A1 型题

1. 并殖吸虫病的传播途径是
   A. 接触传播
   B. 呼吸道传播
   C. 消化道传播
   D. 垂直传播
   E. 虫媒传播

2. 并殖吸虫病的病原治疗首选
   A. 吡喹酮
   B. 硫氯酚
   C. 三氯苯达唑
   D. 伯氨喹
   E. 氯喹

3. 预防并殖吸虫病的主要措施为
   A. 治疗患者
   B. 不接触疫水
   C. 治疗病畜
   D. 不接触病兽
   E. 不吃生的或半生的溪蟹和蝲蛄

4. 卫氏并殖吸虫病具有的特征性痰液是
   A. 白色泡沫样痰
   B. 黄色浓痰
   C. 粉红色泡沫样痰
   D. 铁锈色痰或烂桃样痰
   E. 血痰

A2 型题

患者，女，35 岁，江西赣州人，农民。因发热 1 周，咳嗽、咳痰 5 天入院。患者有饮用溪水的习惯。体温最高达 39.2℃，伴有畏寒、乏力。咳嗽初为干咳，继而出现咳痰。痰液开始为白黄痰，以后痰中带血，逐渐变为棕褐色痰。自服头孢氨苄胶囊治疗无效。体检：体温 38.9℃，脉搏 125 次/分，呼吸 20 次/分，血压 126/80mmHg。全身皮肤无皮疹，浅表淋巴结不大。双肺呼吸音粗，右肺底可闻及少量细湿啰音。肝右肋下 1.0cm，质软。实验室检查：白细胞 23×10^9/L，嗜酸性粒细胞 35%，血小板 146×10^9/L。X 线胸片示右肺下叶大小不等、边缘不清的片状阴影。最可能的诊断是

A. 右侧支气管肺炎
B. 右侧大叶性肺炎
C. 并殖吸虫病
D. 黑热病
E. 恶性组织细胞病

B1 型题

（1～3 题共用备选答案）

A. 消化道传播
B. 空气传播
C. 密切接触传播
D. 血液传播
E. 虫媒传播

1. 并殖吸虫病的传播途径是
2. 华支睾吸虫病的传播途径是
3. 疟疾的传播途径是

A3/A4 型题

（1～3 题共用题干）

患者，男，23 岁，学生，因畏寒、发热、腹痛、腹泻 10 天，咳嗽、咳痰 1 周入院，5 个月前有生食溪蟹史。患者 10 天前急起畏寒发热，腹痛、腹泻，体温最高达 39.6℃。腹痛位置不固定，为隐痛。大便每天 6～7 次，稀糊状，有时为暗红色。自服左氧氟沙星治疗无效。1 周前开始出现咳嗽、咳痰，痰中带血，有时痰为铁锈色。

体检：体温 38.9℃，呼吸 23 次/分，脉搏 116 次/分，血压 130/85mmHg。急性病容，心脏听诊未见异常。双肺呼吸音粗，左肺下可闻及少量湿啰音。肝、脾不增大。

血常规：白细胞 26×10^9/L，血红蛋白 135g/L，血小板 218×10^9/L，嗜酸性粒细胞 38%。X 线胸片：左肺下叶可见大小不等、边缘不清的片状阴影以及少量胸腔积液。

1. 该患者最可能的诊断是
   A. 急性细菌性痢疾
   B. 阿米巴痢疾
   C. 大叶性肺炎
   D. 并殖吸虫病
   E. 钩端螺旋体病
2. 为了明确诊断，最需要做下列哪项特殊检查
   A. 血液细菌培养
   B. 胸部 CT
   C. 取痰液、尿液、胸腔积液等做病原学检查
   D. 肠镜检查
   E. 骨髓穿刺查骨髓象
3. 该患者的病原治疗为
   A. 青霉素
   B. 化疗
   C. 吡喹酮
   D. 青蒿素
   E. 多西环素

四、简答题

1. 并殖吸虫病呼吸系统的表现特点。
2. 并殖吸虫病皮肤的表现特点。
3. 并殖吸虫病的诊断要点。

参考答案

一、填空题

1. 肺吸虫病　人畜共患
2. 卫氏　斯氏
3. 患者　患病动物
4. 脓肿期　囊肿期　纤维瘢痕期
5. 消化道
6. 吡喹酮

二、名词解释

1. 并殖吸虫病　是由并殖吸虫寄生于人体所引起的一种人畜共患的自然疫源性疾病，主要表现为咳嗽、胸痛、咳铁锈色痰、咯血及出现游走性皮下结节等。因病变主要在肺部，又称肺吸虫病。

2. 并殖吸虫性囊肿　并殖吸虫虫体在移行过程中导致组织出血和坏死，在虫体周围有单核细胞、嗜酸性粒细胞和中性粒细胞浸润，形成脓肿。因炎症刺激，脓肿周围产生肉芽组织，形成纤维囊壁而成囊肿。

三、选择题

A1 型题

1. C　2. A　3. E　4. D

A2 型题

C

B1 型题

1. A　2. A　3. E

A3/A4 型题

1. D　2. C　3. C

四、简答题

1. 在并殖吸虫病中，呼吸系统的表现最常见，主要表现为咳嗽、咳痰和气短。病初为干咳，继而咳痰，常伴有咯血，初为痰中带血，以后为铁锈色痰或烂桃样痰。胸膜受累时引起渗出性胸膜炎、胸膜增厚和粘连。

2. 以皮下结节和包块为主要表现，常位于胸背部、腹部、腋窝、大腿等部位，有隐痛或痒感。

3. 并殖吸虫病的诊断要点有：

（1）流行病学资料：居住或到过流行区，并有生食、半生食溪蟹、蝲蛄或生饮溪水史。

（2）临床资料：临床症状因病变部位不同而异，有发热、咳嗽、胸痛、咯血、咳铁锈色痰；腹痛、腹泻及肝增大；皮下结节或包块；神经系统可出现原因不明的癫痫、瘫痪及头痛等，均对本病诊断有帮助。

（3）实验室检查：①病原学检查：从痰液、粪便及各种体液中查到并殖吸虫虫卵，对皮下包块或结节做活体组织检查发现虫卵或成虫可确诊。②免疫学检查：皮内试验对诊断有参考价值。血清抗体或血清循环抗原检测等均有辅助诊断意义。

（刘耀敏）

第三节　华支睾吸虫病

测试题

一、填空题

1. 华支睾吸虫的主要并发症有__________、__________、__________。
2. 淡水螺是华支睾吸虫的__________中间宿主，淡水鱼、虾是__________中间宿主。
3. 华支睾吸虫在人体内主要的寄生部位是__________。
4. 在华支睾吸虫第二中间宿主的__________组织中含囊蚴最多。
5. 人感染华支睾吸虫主要是因为食入了__________。
6. 华支睾吸虫病驱虫治疗的首选药物是__________。
7. 华支睾吸虫病出现胆绞痛和阻塞性黄疸的主要原因是__________。
8. 预防华支睾吸虫感染的关键是__________。
9. 确诊华支睾吸虫病的主要依据是__________。

二、选择题

A1 型题

1. 下列人体寄生虫中哪种虫卵最小
   A. 华支睾吸虫
   B. 卫氏并殖吸虫
   C. 日本血吸虫
   D. 布氏姜片吸虫
   E. 斯氏并殖吸虫
2. 华支睾吸虫在淡水鱼虾中的存在阶段是
   A. 虫卵
   B. 毛蚴
   C. 囊蚴
   D. 胞蚴
   E. 尾蚴
3. 华支睾吸虫主要侵袭人体的器官是
   A. 肺
   B. 肾
   C. 脑
   D. 肝、胆
   E. 心脏
4. 确诊华支睾吸虫感染的主要依据是
   A. ELISA 法查抗体阳性
   B. 大便中查虫卵阳性
   C. 典型临床表现
   D. 血中嗜酸性粒细胞增多
   E. 严重贫血
5. 华支睾吸虫虫卵的特征是
   A. 椭圆形，似芝麻，前端有卵盖，后端有一小疣，卵内含毛蚴
   B. 椭圆形，卵盖不明显，卵内含卵细胞和卵黄细胞
   C. 宽椭圆形，卵盖明显，卵盖一端

较宽，卵内含卵细胞和卵黄细胞
D. 椭圆形，无盖，卵内含毛蚴
E. 圆球形，卵壳薄，卵内含六钩蚴

6. 华支睾吸虫的感染方式是
A. 生食淡水鱼虾
B. 生食淡水螺类
C. 饮用生水
D. 生食蔬菜
E. 生食荸荠

7. 华支睾吸虫囊蚴主要寄生在鱼的
A. 鱼鳞
B. 鱼尾
C. 鱼鳃
D. 肌肉
E. 背鳍

8. 华支睾吸虫主要引起
A. 十二指肠炎
B. 肝胆管炎
C. 胰腺炎
D. 胃肠炎
E. 腹膜炎

9. 预防华支睾吸虫的措施不包括
A. 不食未熟的鱼虾
B. 对人粪进行无害化处理
C. 不用生鱼喂猫、犬、猪等家畜
D. 切生、熟食物的刀、砧板及器皿要分开
E. 不食未熟的牛肉

10. 有关华支睾吸虫流行病学描述正确的是
A. 受感染的人及猫、狗、鼠、猪等动物是主要的传染源
B. 动物作为传染源的意义相对较小
C. 主要经消化道传播，少数可经呼吸道传播
D. 人常因为吃了含有活华支睾吸虫囊蚴的淡水螺而感染
E. 人对本病普遍易感，但极少数出现再次感染和重复感染

11. 华支睾吸虫感染可导致下列疾病，除外
A. 肝功能异常甚至肝硬化
B. 胆管癌
C. 肌炎
D. 胆道结石
E. 慢性胆囊炎或胰腺炎

A2 型题

患者，男，42 岁，广西商人，喜食生鱼和生虾。近年常感肝区不适，间有右上腹隐痛。1 周前体检发现丙氨酸转氨酶升高，B 超检查示肝内胆管轻度扩张，管壁增厚，回声增强，未见胆管结石或其他占位病变。血常规中嗜酸性粒细胞增多。本例最可能的诊断是
A. 胆道蛔虫病
B. 猪囊尾蚴病
C. 华支睾吸虫病
D. 慢性血吸虫病
E. 原发性肝癌

B1 型题

（1～5 题共用备选答案）

A. 明显的消化道症状，肝功能损害明显，HBsAg 阳性
B. 有进食生鱼史，肝功能轻度异常，大便检查发现形似芝麻的小虫卵
C. 嗜酒、体胖，血脂异常，肝增大，肝功能异常，嗜肝病毒标志阴性
D. 发热、黄疸、腹痛，B 超检查示肝内胆管扩张
E. 急起发热，全身肌肉疼痛，小腿疼痛明显而不能站立

1. 钩端螺旋体病
2. 华支睾吸虫病
3. 脂肪肝
4. 胆总管结石
5. 乙型肝炎

A3/A4 型题

（1～2 题共用题干）

患者，男，40 岁，柳州市人，平日喜食生鱼。近半年来感右上腹隐痛不适，进食

油腻食物后明显，无畏寒发热，大、小便无异常。体检：皮肤、巩膜轻度黄染，无皮疹，浅表淋巴结无肿大，心、肺检查无异常发现。肝右肋下 1.5cm，轻度触痛，胆囊区轻压痛，无反跳痛，脾肋下未触及。血白细胞计数 7.6×10^9/L，中性粒细胞 60%，淋巴细胞 18%，嗜酸性粒细胞 20%，嗜碱性粒细胞 2%。B 超发现肝内胆管扩张，胆管壁增厚。疑为华支睾吸虫病。

1. 最常用于确诊的实验室检查是
   A. 血清特异性抗原
   B. 肝功能检查
   C. 大便查华支睾吸虫虫卵
   D. 血清特异性抗体
   E. 腹部 CT 扫描
2. 病史中诊断意义较大的流行病学资料是
   A. 患者年龄
   B. 患者性别
   C. 平日喜食生鱼的生活习惯
   D. 患者籍贯
   E. 发病季节

三、简答题

1. 华支睾吸虫病的主要临床特征有哪些？
2. 临床上如何诊断华支睾吸虫病？

参考答案

一、填空题

1. 化脓性胆管炎　胆囊炎　胆石症
2. 第一　第二
3. 肝内胆管
4. 肌肉组织
5. 未熟的含有囊蚴的淡水鱼和虾
6. 吡喹酮
7. 大量成虫堵塞胆总管
8. 不食未经煮熟的鱼虾
9. 粪便或十二指肠引流液中找到虫卵，或手术发现华支睾吸虫成虫或虫卵

二、选择题

A1 型题

1. A　2. C　3. D　4. B　5. A　6. A　7. D　8. B　9. E　10. A　11. C

A2 型题

C

B1 型题

1. E　2. B　3. C　4. D　5. A

A3/A4 型题

1. C　2. C

三、简答题

1. 临床上以食欲不振、腹泻、上腹部隐痛、肝增大和嗜酸性粒细胞增高为特征。严重感染可导致胆管炎和胆结石，并可逐渐进展为肝硬化，与原发性肝细胞癌和胆管上皮癌的发生也有一定关系。

2. 有在华支睾吸虫流行区生活、工作和旅游史，有进食未经煮熟的淡水鱼、虾的流行病学史，具有下列临床表现可作为诊断线索而考虑本病并进行华支睾吸虫虫卵检查：①以消化道症状与肝增大（以左叶明显）为主，伴有神经衰弱症状或胆囊胆管炎、胆石症者。②表现为原因不明、持续时间较长的阻塞性黄疸。③血常规嗜酸性粒细胞增多者。粪便或十二指肠引流液中找到虫卵可确诊。若无临床症状但大便检查发现虫卵也可确诊。免疫学检查具有辅助诊断意义。

（王占国）

第四节　丝 虫 病

测 试 题

一、填空题

1. 感染人的丝虫共有__________种，我国主要有__________和__________两种。终宿主是__________，中间宿主是__________。

2. 丝虫病治疗的首选药物是__________。

二、名词解释

1. 丝虫热　　2. 象皮肿　　3. 乳糜尿

三、选择题

A1 型题

1. 班氏丝虫病与马来丝虫病的病理变化主要为
   A. 皮内微细淋巴管炎
   B. 淋巴管和淋巴结炎
   C. 淋巴管内膜炎
   D. 淋巴管肉芽肿
   E. 胸导管炎

2. 马来丝虫病的主要传播媒介是
   A. 致倦库蚊
   B. 三带喙库蚊
   C. 中华按蚊
   D. 白纹伊蚊
   E. 淡色库蚊

3. 马来丝虫病慢性期最常见的临床症状是
   A. 象皮腿
   B. 阴囊象皮肿
   C. 乳糜腹水
   D. 乳糜尿
   E. 乳糜腹泻

A2 型题

1. 患者，男，35 岁，近 2 个月反复出现发热、双下肢腹股沟疼痛，沿大腿内侧向下蔓延，多在劳累后发生。查体：腹股沟淋巴结可触及肿大淋巴结，有压痛。双下肢大腿内侧皮肤出现弥漫性红肿，有压痛。实验室检查：外周血白细胞计数增多，嗜酸性粒细胞数量增多。应进一步行下列哪项检查以明确诊断

A. 血培养
B. 血涂片查疟原虫
C. 血涂片查微丝蚴
D. 血涂片查白细胞分类
E. 血涂片查异性淋巴细胞

B1 型题

（1～2 题共用备选答案）

A. 淋巴管炎和淋巴结炎
B. 干酪样坏死
C. 化脓性炎症
D. 小血管出血
E. 淋巴管阻塞

1. 丝虫病的早期临床表现为
2. 丝虫病的晚期临床表现为

A3/A4 型题

（1～2 题共用题干）

患者，男，38 岁，农民，因双下肢疼痛 4 个月，出现乳白色尿液 2 个月入院。4 个月前反复出现双下肢腹股沟淋巴结肿痛，局部皮肤出现弥漫性红肿，有压痛及灼热感，并间断出现发热，体温最高可达 38.5℃。2 个月前出现乳白色尿液。有蚊虫叮咬史。

1. 该患者最可能的诊断是
   A. 血吸虫病
   B. 华支睾吸虫病
   C. 丝虫病
   D. 姜片虫病
   E. 肠炎
2. 首选的治疗药物是
   A. 硫氯酚
   B. 乙胺嗪
   C. 吡喹酮
   D. 阿苯达唑
   E. 槟榔

参考答案

一、填空题

1. 8　班氏丝虫　马来丝虫　人　蚊
2. 乙胺嗪

二、名词解释

1. 丝虫热　丝虫病患者周期性突然发生寒战、发热而无局部症状。可能为深部淋巴结炎或淋巴管炎所致。多见于班氏丝虫病流行区。

2. 象皮肿　丝虫病时，由于淋巴液长期滞留在组织内，刺激纤维组织增加，导致皮肤及皮下组织肥厚、变粗形成“象皮肿”。

3. 乳糜尿　乳糜尿是班氏丝虫病患者的泌尿道及腹部淋巴管阻塞后所致病变，临床较常见。乳糜尿呈白色、米汤样外观。混有血液时呈粉红色，静置可分为三层：上层为脂肪，中层为较清的液体，混有小凝块，下层为粉红色沉淀物，含红细胞、淋巴细胞及白细胞等，有时能找到微丝蚴。

三、选择题

A1 型题

1. B 2. C 3. A

A2 型题

C

B1 型题

1. A 2. E

A3 型题

1. C 2. B

（陈 煜）

第五节 棘球蚴病

测 试 题

一、填空题

1. 棘球绦虫有____________、____________、____________和__________四种，我国仅见__________、__________。

2. 细粒棘球绦虫的成虫主要寄生在______的______内，其幼虫称__________________，____________和____________可成为中间宿主。

3. 棘球绦虫感染人的阶段是__________。

4. 肉眼所见棘球蚴囊的白色半透明膜是由__________组成的。

5. 棘球蚴病是__________共患疾病。

6. 泡球蚴在肝内呈______________性生长，临床与______________极类似，故需与其相鉴别。

7. 细粒棘球蚴主要寄生的部位是________、________和________。

二、选择题

A1 型题

1. 棘球蚴病的主要传染源是
   A. 羊
   B. 人
   C. 狗
   D. 猪
   E. 牛

2. 人感染棘球蚴病的传播途径主要是
   A. 吸入含虫卵的尘土
   B. 幼虫穿入皮肤
   C. 吞入虫卵直接感染
   D. 昆虫叮咬
   E. 进食狗肉

3. 棘球蚴病最常见的临床类型是
   A. 脑棘球蚴病
   B. 肝棘球蚴病
   C. 肺棘球蚴病
   D. 肌肉棘球蚴病

E. 肾棘球蚴病

4. 关于肝棘球蚴病的特征哪项是错误的

A. 病变多位于肝右叶

B. 右上腹可触及与肝相连的无痛性肿块

C. 囊肿破裂可致过敏性休克

D. 其发生率低于肺、脑棘球蚴病

E. 血常规白细胞计数多正常

5. 细粒棘球绦虫的终末宿主是

A. 人

B. 狗

C. 羊

D. 猪

E. 牛

6. 关于棘球蚴病的诊断主要是根据

A. 流行区有与狗的密切接触史

B. 肝、肺、脑有囊肿表现

C. 大便检查棘球绦虫卵

D. B超、CT、X线等辅助检查

E. 以上各项都包括

7. 脑棘球蚴病的主要临床表现是

A. 四肢瘫痪

B. 神志不清、昏迷

C. 癫痫发作

D. 头痛、呕吐、颅内压增高症状

E. 呼吸抑制，呼吸中枢麻痹

8. 关于棘球蚴病辅助性诊断哪项是错误的

A. 病变部位试验性穿刺

B. 胸部X线片

C. 超声检查

D. 皮内试验

E. 血常规

A2 型题

1. 患者，男，50 岁，牧民，家有羊、犬，近期自觉右上腹隆起，伴不适及胀满，否认发热、腹痛、腹泻等病史。体温 36℃，巩膜、皮肤无黄染，双肺听诊无异常，肝肋下触及 3cm×5cm 边缘清楚的包块，质地较软，无触痛。腹水征阴性，脾未及，双下肢无水肿。血白细胞 $4.5\times 10^9/L$。B超检查提示占位，性质待查，甲胎蛋白阴性。临床首先考虑的是

A. 肝棘球蚴病

B. 肝癌

C. 布鲁菌病

D. 肝结核

E. 肝脓肿

2. 患者，女，38 岁，近日因咳嗽、胸部不适体检。X线片发现右肺下叶小块状阴影，否认发热、咯血病史。进一步追问病史，患者自幼生长于牧区，3 年前因肝棘球蚴病外科已做手术。查体肝肋下 3.0cm，质软，肝功能无异常。本次B超检查提示肝棘球蚴病复发，哪项检查不可以选择

A. 肺部 CT

B. 肺部试验性穿刺

C. 肝 CT

D. 皮内试验

E. 外周血嗜酸性粒细胞计数

3. 患者，男，来自牧区，由于体检发现肝增大、肝内占位而入院。通过流行病学史、临床症状和体征及相关的各项实验室检查，诊断为肝棘球蚴病。治疗首选的药物为

A. 吡喹酮

B. 阿苯达唑

C. 氯喹

D. 伯氯喹

E. 两性霉素 B

B1 型题

（1～5 题共用备选答案）

A. 阿米巴肝脓肿

B. 肝棘球蚴病

C. 原发性肝癌

D. 细菌性肝脓肿
E. 肝囊肿
1. 起病急骤严重，中毒症状明显
2. 没有明显体征，多数在体检时发现
3. 肿大的肝表面有不规则结节
4. 起病较慢，病程长
5. 常常继发于肠道感染

A3/A4 型题

（1～3 题共用题干）

患者，女，43 岁，农民，家中饲养犬、羊。近 5 天发热、下腹部不适，伴尿频、尿急、尿痛住院。查体：体温 38.5℃，脉搏 90 次/分，心、肺听诊未见异常，肝肋下 6cm，边缘齐，质软，无明显触痛。脾未及，肝功 ALT、AST 在正常范围。甲胎蛋白阴性，尿常规镜下高倍镜白细胞满视野，红细胞少许，血白细胞 13.2×10^9/L，中性粒细胞 89%。

1. 此患者最可能的临床诊断是泌尿系统感染合并
A. 肝增大待查原因
B. 肝棘球蚴病不除外
C. 肝脓肿
D. 肝癌待查
E. 肝囊肿

2. 本病例除了抗感染治疗，下列哪项检查有确诊价值
A. B 超、皮内试验、血清免疫学检测
B. 尿常规、血常规
C. B 超
D. 布氏杆菌凝集实验
E. 肝 MRI

3. 对于进一步检查下列哪一项是错误的
A. 询问病史
B. 诊断性组织穿刺
C. X 线检查
D. 超声检查
E. 免疫学检查

（4～6 题共用题干）

患者，男，37 岁，牧区生活，因肝增大就诊。自诉右上腹不适 2 年，2 个月前剑突下触到包块，轻触痛，未在意。近 1 周腹部胀满，胸痛。病程中否认发热、咳嗽、多汗及关节痛。查体：体温、血压、脉搏均正常。右肺呼吸音减弱，肝肋下 5cm，表面隆起，无触痛，脾未触及。双下肢无水肿。

4. 该患者最可能的诊断是
A. 肝增大原因待查
B. 布鲁菌病
C. 肝脓肿
D. 败血症
E. 结核病

5. 为确诊该患者，以下检查项目你认为哪一项最没有诊断价值
A. 血常规
B. 肥达反应
C. 胸部 X 线片
D. B 超检查
E. 肝功能检查

6. 检查结果回报，血白细胞 6.5×10^9/L，中性粒细胞 65%。B 超检查结果提示：肝右叶 5cm×7cm 囊状液性暗区，内见散在光点，符合肝棘球蚴病。X 线检查双肺无异常，右侧胸腔少量积液。肝功能正常。临床诊断肝棘球蚴病、反应性胸膜炎伴胸腔积液。其治疗的原则哪一项是错误的
A. 外科手术切除内囊可根治
B. 将内囊剥离完整取出，严禁囊液溢出
C. 手术前后 2 周口服阿苯达唑治疗
D. 术后监测肝功能情况
E. 给予抗生素治疗

三、简答题

1. 简述人患囊性棘球蚴病的感染过程。
2. 简述肝棘球蚴病的主要临床特征。
3. 简述肺棘球蚴病的主要临床特征。
4. 简述棘球蚴病的诊断依据。
5. 简述棘球蚴病的主要预防措施。
6. 棘球蚴病要怎样治疗？治疗时尖该注意什么？

参考答案

一、填空题

1. 细粒棘球绦虫　多房棘球绦虫　少节棘球绦虫　伏氏棘球绦虫　细粒棘球绦虫　多房棘球绦虫
2. 狗　小肠　棘球蚴　羊　人
3. 虫卵
4. 角皮层
5. 人畜
6. 浸润　肝癌
7. 肝　肺　脑

二、选择题

A1 型题

1. C　2. C　3. B　4. D　5. B　6. E　7. D　8. A

A2 型题

1. A　2. B　3. B

B1 型题

1. D　2. E　3. C　4. B　5. A

A3/A4 型题

1. B　2. A　3. B　4. A　5. B　6. E

三、简答题

1. 犬是细粒棘球绦虫的终末宿主。虫卵随犬粪排出体外，污染其皮毛、水源及周围环境。人或羊直接或间接食入被虫卵污染的食品而感染。虫卵在十二指肠内孵化成六钩蚴，钻入肠壁并经血液循环至肝、肺等脏器发育成棘球蚴而出现临床症状及体征。

2. 在棘球蚴病中肝棘球蚴病最常见，多发生在肝右叶（占 80%～85%）。棘球蚴病囊肿接近肝表面，可致肝区不适、胀痛并触及无痛性边缘清楚的囊性包块。若囊肿较大时，肝区出现牵扯性隐痛，有波动感或棘球蚴震颤。巨大囊肿可压迫邻近组织，若位于肝门附近致迫胆总管与门静脉，引起梗阻性黄疸和门静脉高压、脾增大、腹水和食管静脉曲张。位于肝顶部可使膈肌升高而且运动受限，引起反应性肺不张及胸腔积液。位于肝左叶其症状和体征出现早而显著。

3. 肺棘球蚴病以右肺下叶多见。早期可无症状，在进行胸部X线透视或摄片时偶然被发现。若囊肿较大，可出现胸痛、咳嗽、咯血。病变部位触觉语颤减弱，叩诊呈浊音，呼吸音减弱。

4. 棘球蚴病的诊断主要依据流行病学资料，患者有在牧区或流行区长期居住或生活史。临床上患者的肝、肺等部位存在囊性占位性病变，肝（肺）棘球蚴病早期无特异症状，后期根据棘球蚴病部位的不同，出现相应的症状及体征。实验室检查血嗜酸性粒细胞计数增多，血清免疫学检测特异性抗体及皮内试验阳性。影像学检查中B超具有简便、快速的优点，对肝棘球蚴病具有重要的诊断价值，可确定其部位、大小与数目。X线检查对肺棘球蚴病患者的诊断价值较大。CT及MRI对肝、肺、脑均有诊断价值，较B超更为清晰。

5. 棘球蚴病的预防关键是预防犬类感染，加强屠宰场的管理，病畜内脏不得喂犬，应深埋焚烧。注意个人卫生。

6. 棘球蚴病的治疗上，首选方法是外科手术。术中应注意将虫囊取尽并避免囊液外溢造成过敏性休克或继发性腹腔感染。对早期的小棘球蚴，可使用药物治疗，目前以丙硫咪唑疗效最佳，亦可使用吡喹酮、甲苯咪唑等。

（乌　云）

第六节　肠绦虫病

测试题

一、填空题

1. 肠绦虫病是进食了__________而感染的疾病，囊虫病是进食了__________而感染的疾病。

2. __________经常是肠绦虫病的唯一临床表现。

3. 肠绦虫病治疗是否彻底，主要是检查粪便中是否能找到__________。

4. 人是猪肉绦虫和牛肉绦虫的__________宿主，也是猪肉绦虫的__________宿主。

5. 南瓜子仁主要能麻痹绦虫的__________，槟榔能麻痹绦虫的__________，二者联合用于驱除绦虫。

6. 猪肉绦虫卵经口感染后，进入胃、十二指肠，经消化液和胆汁的作用，孵出__________。

7. 眼囊虫最多见的寄生部位是__________和__________。

8. 囊虫病最多见的部位是__________，脑囊虫最多见的部位是__________。

9. 脑囊虫最多见的临床表现是__________，可分为__________、__________、__________和__________四型。

二、名词解释

1. 肠绦虫病　2. 囊尾蚴病　3. 囊尾蚴

三、选择题

A1 型题

1. 下列不属于肠绦虫病的疾病是
   A. 猪带绦虫病
   B. 囊尾蚴病
   C. 牛带绦虫病
   D. 短膜壳绦虫病
   E. 长膜壳绦虫病
2. 人进食囊尾蚴后长成完整的绦虫需要的时间是
   A. 1个月
   B. 2个月
   C. 3个月
   D. 4个月
   E. 5个月
3. 人可以作为中间宿主的寄生虫是
   A. 血吸虫
   B. 牛带绦虫
   C. 猪带绦虫
   D. 长膜壳绦虫
   E. 姜片虫
4. 预防肠绦虫病的措施包括
   A. 防蚊咬
   B. 不接触疫水
   C. 灭鼠
   D. 不食生肉
   E. 除草
5. 预防囊尾蚴病的措施不包括
   A. 生食瓜果时要洗净
   B. 饭前便后要洗手
   C. 不随地大便
   D. 治疗绦虫病
   E. 治疗囊尾蚴病
6. 关于囊尾蚴病的治疗，不正确的是
   A. 囊虫越多，则杀虫药物的剂量应该加大
   B. 必须住院治疗
   C. 眼内囊虫不能用杀虫药物
   D. 脑室囊虫应该手术摘除
   E. 脑囊虫用杀虫药物之前先用甘露醇脱水
7. 最常见的囊虫侵犯的部位是
   A. 眼部
   B. 脑皮质
   C. 脑室
   D. 皮下组织
   E. 心肌
8. 可用于治疗绦虫的药物不包括
   A. 吡喹酮
   B. 阿苯达唑
   C. 槟榔
   D. 南瓜子
   E. 氯喹
9. 对确诊囊尾蚴病意义最大的检查是
   A. X线检查
   B. CT
   C. MRI
   D. 皮下结节活检
   E. 嗜酸性粒细胞计数
10. 治疗囊尾蚴病的首选药物是
    A. 吡喹酮
    B. 氯喹
    C. 甲苯咪唑
    D. 磺胺嘧啶
    E. 阿苯达唑

A2 型题

患者为中年女性，反复大便中出现白色节片3年。体格检查：颈软，心、肺未发现异常，腹软，无压痛反跳痛。可能的原因是

A. 肠绦虫病

B. 肠囊虫病
C. 蛔虫症
D. 鞭虫症
E. 不能确定

B1 型题

(1～3 题共用备选答案)

A. 猪带绦虫卵
B. 牛带绦虫卵
C. 猪囊尾蚴
D. 牛囊尾蚴
E. 绦虫头节

1. 猪带绦虫病是由于食入了
2. 牛带绦虫病是因食入了
3. 囊尾蚴病是因食入了

A3/A4 型题

(1～4 题共用题干)

患者，男，28 岁，反复癫痫发作 3 个月，记忆力减退，大便中有时有“寸白虫”，有时食生肉。体格检查：颈软，心、肺未发现异常。

1. 寸白虫体的子宫分支数最可能是
   A. 1～5 个
   B. 5～12 个
   C. 13～20 个
   D. 20～30 个
   E. 30 个以上
2. 发生癫痫的原因最可能是
   A. 肠绦虫病
   B. 脑囊尾蚴病
   C. 原发性癫痫
   D. 脑肿瘤
   E. 不能确定
3. 生肉中可能含有
   A. 绦虫
   B. 猪囊尾蚴
   C. 虫卵
   D. 毒素
   E. 牛囊尾蚴
4. 有效的治疗不包括
   A. 糖皮质激素
   B. 甘露醇
   C. 阿苯达唑
   D. 吡喹酮
   E. 多西环素

四、简答题

1. 简述肠绦虫病与囊尾蚴病的关系。
2. 囊尾蚴病有什么临床表现？
3. 怎样预防绦虫病与囊尾蚴病？
4. 简述猪带绦虫病和牛带绦虫病的异同。

参考答案

一、填空题

1. 囊尾蚴　猪带绦虫的虫卵
2. 排节片
3. 头节
4. 终末　中间
5. 中后段节片　头节和前段节片
6. 六钩蚴
7. 玻璃体　视网膜

8. 皮肤和肌肉　脑皮质

9. 癫痫　皮质型　脑室型　软脑膜型　混合型

二、名词解释

1. 肠绦虫病　肠绦虫病是绦虫成虫寄生在人体肠道引起的疾病，最主要的病原体是猪带绦虫和牛带绦虫。

2. 囊尾蚴病　囊尾蚴病是猪带绦虫的幼虫寄生于人体所引起的疾病，因吞食猪带绦虫的虫卵而感染。囊虫可侵入皮下组织、肌肉、中枢神经系统和眼部，引起不同部位的病变。

3. 囊尾蚴　囊尾蚴是指猪带绦虫或牛带绦虫等绦虫的幼虫。人进食了含有囊尾蚴的肉类后可患肠绦虫病。猪肉绦虫的幼虫——猪囊尾蚴也可寄生于人体，引起囊尾蚴病。

三、选择题

A1 型题

1. B　2. C　3. C　4. D　5. E　6. A　7. D　8. E　9. D　10. E

A2 型题

A

B1 型题

1. C　2. D　3. A

A3/4 型题

1. B　2. B　3. B　4. E

四、简答题

1. 肠绦虫病和囊尾蚴病分别是绦虫和囊虫寄生于人体所引起的疾病。绦虫的幼虫为囊虫，人作为猪带绦虫和牛带绦虫的终末宿主时为肠绦虫病，人作为猪肉绦虫的中间宿主时为囊尾蚴病。

人患猪肉绦虫病时，有2.3%～25%的可能同时患有囊尾蚴病。28.6%～67.3%的囊尾蚴病患者也患有猪带绦虫病。

人进食含有囊尾蚴的猪肉或牛肉时，患肠绦虫病。进食猪肉绦虫虫卵污染的食物时，患囊尾蚴病。治疗绦虫病是预防囊尾蚴病的重要环节，降低猪和牛的囊尾蚴病是预防肠绦虫病的重要措施。猪肉绦虫病发病率高的地区囊尾蚴病的发病率也高。

2. 囊尾蚴病患者出现临床表现是在虫卵进入人体至囊尾蚴成熟之后，约 3 个月左右。囊尾蚴病的临床表现复杂，依囊尾蚴数目、寄生部位及机体反应性不同而有很大不同。有的可无症状，只是在偶然发现皮下结节或尸体解剖时发现囊尾蚴寄生才诊断本病。有的急性囊尾蚴病可有发热，脑囊尾蚴病可有癫痫等。一般可分为 3 种：

（1）脑囊尾蚴病：占囊尾蚴病患者总数的 2/3。按囊尾蚴在脑内部位不同又可分为以下几型：

① 皮质型：囊尾蚴多在脑灰质与白质交界处，占全部脑囊尾蚴病的 84%～100%。突出症状为癫痫，常为就诊的原因。癫痫在脑囊尾蚴病的发生率为 50%～93.5%，可为局限性或全身性发作，可为短暂抽搐或持续癫痫状态。严重感染者颅内压增高，可出现头痛、恶心

和呕吐。部分为大脑弥漫性损害，表现为持续头痛、记忆力降低，或有视力障碍、视物变形，甚至有幻觉及其他精神症状。病期长久者可有痴呆。

② 脑室型：约占脑囊尾蚴病的10%，以第四脑室与侧脑室多见，可有活瓣综合征表现。当患者转头等体位改变时颅内压突然增高，头痛、呕吐、眩晕明显加重，甚至发生脑疝，导致呼吸和循环衰竭。

③ 软脑膜型：主要表现为囊尾蚴性脑膜炎及蛛网膜下隙粘连，如头痛、呕吐和颈项强直等。由于颅底凹常有粘连，故影响脑神经，表现为视力和听力下降、耳鸣、眩晕、共济失调、面神经麻痹等。

④ 混合型：以上各型混合存在，以皮质型与脑室型混合存在最多见。如囊尾蚴寄生于椎管，可压迫脊髓，出现截瘫表现。

(2) 眼囊虫病：占囊虫病的1.8%～15%。囊虫可寄生于眼内各处，依寄生眼内的部位不同而有不同症状。以寄生于玻璃体及视网膜下最常见，对眼的危害也最大。寄生于玻璃体者，患者感觉眼前有黑点或黑影晃动。寄生于视网膜者，表现为视力低下、视网膜剥离及失明，检眼镜和裂隙灯检查可见视网膜或玻璃体内的囊尾蚴，呈一浅灰色圆形或椭圆形的囊泡，有时可见虫体蠕动。另外，可见玻璃体混浊，甚至视网膜剥离，也可有虹膜睫状体炎和脉络膜炎。

(3) 皮下或肌肉囊虫病：约2/3的囊尾蚴患者有皮下或肌肉囊尾蚴病。患者皮下有圆形或卵圆形结节，为坚韧实体，有弹性，与皮肤不粘连，不痛不痒，结节可仅为1～2个，亦可成百上千，以躯干、头部最多，四肢亦常见，可分批出现，逐渐消失，囊虫数少时可无症状，亦可仅局部有酸胀感。但如肌肉内有大量结节时，可出现假性肌肥大，肌肉体积增加，但活动无力。

(4) 其他部位囊尾蚴病：心、肝、肺、肾、声带等其他部位也可有囊尾蚴寄生，可引起相应器官的症状。但这些囊尾蚴病均较少见，多在死后尸解才发现。

另外，部分的囊尾蚴病患者也患有猪带绦虫病。脑囊尾蚴病患者更易于患乙型脑炎。

实验室检查时，患者可有嗜酸性粒细胞增多。脑囊尾蚴病时脑脊液压力增高，蛋白质及有核细胞数稍高。免疫学检查可发现患者血清或脑脊液存在囊尾蚴的抗原或抗体。CT对脑囊尾蚴有诊断价值，MRI可补充CT之不足。X线平片可发现有囊尾蚴钙化阴影。活检是最终确诊的依据。

3. 预防肠绦虫病就能预防囊尾蚴病，对绦虫病患者应及时治疗；并加强粪便管理，使人的粪便不污染猪圈或牧场，要防止粪便污染食物、水及烹调用具；加强卫生监督，严禁含有囊尾蚴的肉类上市，加强卫生宣传教育，不食吃生肉或未熟透的肉，加工生、熟食品的炊具要分开，对生吃的蔬菜、水果及其他食物要消毒，养成良好的饭前便后洗手的卫生习惯。

4. 猪带绦虫和牛带绦虫的不同见下表

	猪带绦虫	牛带绦虫
虫体长	2～4米	4～8米
虫体节片数	1000	2000
头节	小	大
头节形状	圆	方

续表

	猪带绦虫	牛带绦虫
头节小钩	有	无
妊娠节片子宫分支形状	树枝状	对称
妊娠节片子宫分支数	<13	>13
妊娠节片卵巢分叶	3	2

（于岩岩）

模拟试卷

试卷一

测试题

一、名词解释

1. 隐性感染　　2. 酶胆分离　　3. 高血容量综合征
4. 瑞特综合征　　5. 赫氏反应

二、填空题

1. 我国目前法定的传染病有______类______种，其中甲类传染病有______、________，乙类传染病中的__________、______________和________应按甲类传染病报告。

2. 麻疹常见的急性并发症包括______、______、______、______、______、______。

3. 白喉杆菌的主要致病物质是________，感染人体的途径为________，预防其感染人体的特异性方法是________。

4. HIV 是一种________病毒，主要通过__________、____________、____________三种途径进行传播。

5. 新型布尼亚病毒感染的主要临床特征包括______________、__________________、______________，重症患者可出现______________________。

6. 伤寒常见和严重的并发症为____________、______________。

7. 发现弓形虫________为近期感染，发现________为慢性感染。

8. 流行性斑疹伤寒的典型临床表现有______、______、______。

9. 疟疾的典型临床症状是__________、__________和________。

10. 治疗血吸虫病常首选____________。

三、选择题

1. 确定某个传染病的检疫期限是根据该病的
   A. 最短潜伏期
   B. 平均潜伏期
   C. 最长潜伏期
   D. 最长传染期
   E. 前驱期

2. 男性，37 岁，因高热伴咳嗽 1 天于 4 月 5 日急诊入院。查体：体温 38.6℃，呼吸 24 次/分，两肺可闻及湿啰音。血 WBC 7.2×10^9/L，N 69%，L 31%。X 线胸片检查示左肺片状阴影。患者平日喜逛花鸟市场，当地有“鸡瘟”发生，目前处理不正确的是
   A. 隔离患者并使用奥司他韦
   B. 患者家庭消毒
   C. 隔离密切接触者

D. 宰杀当地的禽类
E. 密切接触者应给予预防性治疗

3. 患者，男，12 岁，因发热、头痛、右侧面颊肿痛 2 天入院。入院时查体：急性病容，右侧面颊以耳垂为中心肿大，边界不清，血 WBC 4.8×10^9/L，N 64%，L 35%。为明确诊断，应行以下哪项检查
A. 血、尿淀粉酶
B. 脑脊液检查
C. 血流行性腮腺炎病毒 IgM 抗体
D. 异常淋巴细胞检查
E. 嗜异性凝集试验

4. 流行性乙型脑炎的主要传染源是
A. 患者
B. 蚊虫
C. 猪
D. 鸟
E. 鸡

5. 患者，男，19 岁。因发热 13 天入院，病程中最高体温为 40℃，曾有咽痛，用莫西沙星治疗 3 天无效。查体可见咽红，扁桃体 Ⅱ 度肿大，表面覆盖白膜，颈部可触及多个肿大的淋巴结，直径 1～2cm，中等硬度，无粘连，压痛不明显。血 WBC 40×10^9/L，L 76%，其中异型淋巴细胞 30%，ALT 226IU/L，TBiL 30μmol/L。最可能的诊断是
A. 传染性单核细胞增多症
B. 病毒性肝炎
C. 化脓性扁桃体炎
D. 淋巴瘤
E. 白血病

6. 预防并殖吸虫病的主要措施为
A. 治疗患者
B. 不接触疫水
C. 不接触病畜
D. 治疗病兽
E. 不吃生或半生的溪蟹和蝲蛄

7. 患者，男，48 岁，因腹泻伴呕吐 3 小时就诊。病程中腹泻共 10 余次。初起含粪质，后为黄色水样便，不伴发热、腹痛或里急后重。查体：血压 82/62mmHg，脉搏 106 次/分，呼吸 22 次/分，表情呆滞，呈中度脱水貌。心、肺未见异常，腹部无压痛和反跳痛。该患者诊断应首先考虑
A. 细菌性食物中毒
B. 急性细菌性痢疾
C. 病毒性肠炎
D. 霍乱
E. 阿米巴痢疾

8. 患者，男，23 岁，个体商贩，因发热 2 周入院。2 周来无明原因发热，最高体温达 39.2℃，热退后大汗淋漓，衣服及被褥湿透，伴关节酸痛及右侧睾丸明显肿大、触痛，曾就诊于泌尿外科，应用头孢菌素治疗无效。患者 2 个月前收购死羊羔。查体：体温 39℃，血压 118/76mmg，脉搏 90 次/分，发热面容，肝肋下 2cm，脾肋下 1cm。为明确诊断，以下检查项目中最有诊断价值的是
A. 血常规
B. 肥达反应
C. 布鲁菌凝集试验
D. B 超检查
E. 肝功能检查

9. 下列哪种血液检测结果表示 HBV 感染已恢复
A. HBsAg（＋），HBeAg（＋），抗 HBc（＋）
B. HBsAg（＋），抗 HBe（＋），抗 HBc（＋）
C. HBsAg（＋），抗 HBc（＋）
D. HBsAb（＋），抗 HBc（＋）
E. HBsAg（＋），HBeAg（＋），抗 HBe（＋），抗 HBc（＋）

10. 1988 年世界卫生组织提出在 2000 年全球消灭的传染病是
    A. 麻疹
    B. 猩红热
    C. 脊髓灰质炎
    D. 霍乱
    E. 乙脑
11. 流感的预防措施中哪项是错误的
    A. 对流感患者进行隔离及治疗
    B. 流感流行前接种流感疫苗
    C. 流感流行前，给易感人群使用金刚烷胺进行预防
    D. 减少公众集会活动
    E. 疫苗接种应在 10 月初至 11 月中旬
12. 患儿，4 岁，因发热 4 天，伴皮疹 2 天于 1 月 25 日来诊。4 天前骤起高热，最高体温 39.7℃，精神尚可，曾间断服用退热药。2 天前出现面颈部和躯干淡红色斑丘疹，直径 2～3mm。查体：耳后、颈部多处淋巴结肿大。最可能的诊断是
    A. 风疹
    B. 麻疹
    C. 猩红热
    D. 药物疹
    E. 肠道病毒感染
13. 患者，男，38 岁，农民，因双下肢疼痛 4 个月，出现乳白色尿液 2 个月入院。4 个月前患者反复出现双下肢腹股沟淋巴结肿痛，局部皮肤出现弥漫性红肿，有压痛及灼热感，并间断发热，最高体温 38.5℃。2 个月前出现乳白色尿液。有蚊虫叮咬史。该患者最可能的诊断是
    A. 血吸虫病
    B. 华支睾吸虫病
    C. 丝虫病
    D. 姜片虫病
    E. 肠炎
14. 患者，男，5 岁，因发热伴皮疹 2 天入院。入院后测体温 39.2℃。查体：急性病容，咽部充血，躯干、头面部及四肢近端均可见皮疹，为红斑疹、丘疹、疱疹、脓疱疹等不同形态的皮疹。疱疹大多形态饱满，疱疹液清亮，个别皮疹已结痂。血 WBC 3.3×10^9/L。幼儿园中有相似表现的孩子。最可能的诊断是
    A. 水痘
    B. 带状疱疹
    C. 麻疹
    D. 药物疹
    E. 风疹
15. 患者，男，25 岁，农民，因发热伴全身酸痛 5 天于 1 月 10 日入院。病程中间断出现恶心、呕吐，入院当天排血尿 200ml。查体：体温 39.5℃，眼睑水肿，腋下可见搔痕样出血点，右臀部可见一大小约 20mm×30mm 瘀斑。血 WBC 16.4×10^9/L，Hb 150g/L，N 66%，L 20%，可见幼稚细胞，PLT 80×10^9/L，最可能的诊断是
    A. 过敏性紫癜
    B. 慢性粒细胞性白血病
    C. 急性肾小球肾炎
    D. 肾综合征出血热
    E. 肾脓肿
16. 患者，女，28 岁。因高热伴关节剧痛 2 天于 2014 年 8 月就诊。发病前 2 周曾去广东旅游。查体：体温 39.3℃，心率 110 次/分，呼吸 23 次/分，血压 120/80mmHg。腹股沟可及肿大淋巴结，双膝关节外观无红肿，压痛（+）。血 WBC 3.3×10^9/L，N 40%，L 45%，异形淋巴细胞 15%，PLT 67×10^9/

L。最可能的诊断是
A. 登革热
B. 败血症
C. 传染性单核细胞增多症
D. 流行性感冒
E. 急性布鲁菌病

17. 患者，男，29 岁，未婚，外企职员，在国外曾工作学 7 年，有同性性行为。近 2 周出现持续高热及进行性加重的呼吸困难，伴有咳嗽，咳少量白痰。外院检测血 WBC 5.4×10^9/L，N 4.8×10^9/L，X 线胸片提示间质性肺炎。先后应用头孢菌素、阿奇霉素、利巴韦林等治疗无效。检查提示血清抗 HIV 阳性，血气分析提示Ⅰ型呼吸衰竭。患者肺部感染最可能的诊断是
A. 肺结核
B. 真菌性肺炎
C. 病毒性肺炎
D. 肺孢子菌肺炎
E. 细菌性肺炎

18. 患者，男，38 岁，因恐光、怕水、怕风 1 天来我院就诊。5 天前患者被狗咬伤。本病最可能的诊断为
A. 破伤风
B. 病毒性脑炎
C. 吉兰-巴雷综合征
D. 脊髓灰质炎
E. 狂犬病

19. 患者，男，30 岁，因发热、咳嗽 5 天，加重伴喘憋 1 天于 2003 年 3 月 17 日入院。患者家居北京，10 天前在广州出差。查体：体温 39.2℃，心率 90 次/分，呼吸 24 次/分，血压 130/80mmHg，SPO_2 93%，双肺未闻及干、湿啰音。血 WBC 2.4×10^9/L。胸部 CT 检查：双肺野可见毛玻璃状影。可能的诊断是
A. 细菌性肺炎
B. 肺结核
C. SARS
D. 真菌性肺炎
E. 急性左心衰竭

20. 关于诺如病毒，下列正确的是
A. 只感染人
B. 只感染动物
C. 不感染人和动物
D. 感染人和动物
E. 仅感染免疫功能低下者

21. 患者，男，28 岁，反复癫痫发作 3 个月，记忆力减退，大便中有时有“寸白虫”，有时食生肉。查体：颈软，心、肺未发现异常。生肉中可能含有
A. 猪带绦虫虫卵
B. 猪囊尾蚴
C. 蛔虫虫卵
D. 细菌毒素
E. 牛囊尾蚴

22. 患者，男，2 岁，因发热 2 天来诊。2 天前患者出现发热、精神差、食欲不佳，体温最高 38.5℃。查体：手、足部位可见斑丘疹、疱疹，疱疹周围可有炎性红晕，口腔见少量溃疡。心、肺、腹未见异常。血 WBC 10.5×10^9/L，N 60%，L 40%。最可能的诊断是
A. 麻疹
B. 水痘
C. 幼儿急疹
D. 手足口病
E. 风疹

23. 患者，男，25 岁。2 天前突发高热、胸痛、呼吸困难，咳血性泡沫痰。10 天前患者曾到过鼠疫流行区。查体：肺部闻及少量散在湿啰音。X 线胸片检查呈支气管肺炎改变。最可能的诊断是

A. 腺鼠疫
B. 肺鼠疫
C. 败血症型鼠疫
D. 皮肤鼠疫
E. 肠鼠疫

24. 炭疽病的病原治疗首选
A. 链霉素
B. 氯霉素
C. 红霉素
D. 青霉素
E. 四环素

25. 对于发热1周疑似伤寒的患者，哪项实验室检查的确诊价值最大
A. 血培养
B. 尿培养
C. 肥达反应
D. 胆汁培养
E. 大便培养

26. 患者，男，45岁，参加一次聚餐4小时后，突然出现发热、恶心、呕吐、腹痛和腹泻。腹泻开始为水样便，每天6次，1天后转变为黏液便，恶心、呕吐稍缓解。一同参加聚餐的3人都出现类似症状。应考虑的诊断是
A. 伤寒
B. 霍乱
C. 胃肠型食物中毒
D. 肉毒杆菌中毒
E. 细菌性痢疾

27. 棘球蚴病的主要诊断根据是
A. 流行区有与狗的密切接触史
B. 肝、肺、脑有囊肿表现
C. 大便检查棘球绦虫卵
D. B超、CT、X线等辅助检查
E. 以上各项都包括

28. 肠阿米巴病确诊的依据是
A. 腹泻、腹痛，全身症状轻，抗菌药物治疗无效
B. 右下腹压痛明显
C. 大便镜检发现溶组织内阿米巴滋养体
D. 大便镜检发现结肠阿米巴包囊
E. 糊状暗红色大便，有腥臭

29. 关于百日咳的临床表现错误的是
A. 典型表现为阵发性痉挛性咳嗽伴咳后吸气性鸡鸣样吼声
B. 新生儿常表现为阵发性青紫、窒息
C. 白细胞总数升高，中性粒细胞升高
D. 成人及年长儿百日咳可无痉挛性咳嗽
E. 百日咳脑病是最严重的并发症

30. 患者，女，5岁。10天前出现发热、咽痛，9天前出现皮疹。皮疹2～3天出齐后体温渐退，并出现全身皮肤糠麸样脱屑，手脚有大片脱皮。最可能的诊断是
A. 麻疹
B. 风疹
C. 药物疹
D. 猩红热
E. 幼儿急疹

31. 鉴别流脑与其他化脓性脑膜炎最有意义的是
A. 发病季节
B. 皮肤、黏膜瘀点、瘀斑
C. 脑膜刺激征阳性
D. 脑脊液呈化脓性改变
E. 脑脊液的细菌学检查

32. 流行性斑疹伤寒的传染源主要是
A. 流行性斑疹伤寒患者
B. 病原携带者
C. 虱
D. 牛
E. 家鼠

33. 治疗地方性斑疹伤寒首选的药物是
A. 青霉素
B. 多西环素

C. 红霉素
D. 第三代头孢菌素
E. 磺胺类药物

34. 患者，女，35 岁，海南人。因发热伴头痛 10 天就诊。查体：患者的左腹部皮肤有一个直径约 8mm 大小的焦痂。血 WBC 6.5×10^9/L，N 60%。此患者可能的诊断是
A. 蜂窝织炎
B. 炭疽
C. 恙虫病
D. 疟疾
E. 坏疽

35. 人粒细胞无形体病有效病原治疗的药物是
A. 复方新诺明
B. 多西环素
C. 磺胺嘧啶
D. 氯霉素
E. 红霉素

36. 患者，男，36 岁，南方农民。因发热、咽痛 3 天来诊。体温最高 39℃，伴寒战、乏力、头痛、稀便。患者发病前 1 周参加收割水稻。查体：结膜充血，软腭可见出血点，双侧腹股沟淋巴结肿大，压痛、质软。血 WBC 9.6×10^9/L，N 76%。进一步确诊最常用的检查是
A. 血培养
B. 肥达反应
C. 红细胞沉降率
D. 钩体显凝试验
E. 尿常规

37. 在哪些地方可以感染莱姆病
A. 林区
B. 草原
C. 人工草坪
D. 室外
E. 以上均可

38. 黑热病的病原治疗首选
A. 戊脘脒
B. 羟脒替
C. 5 价葡萄糖酸锑钠
D. 奎宁
E. 青蒿素

39. 患者，男，40 岁，广西人，平日喜食鱼生。近半年来感右上腹隐痛不适，进食油腻食物后明显，无畏寒发热，大、小便无异常。查体：皮肤、巩膜轻度黄染，无皮疹，浅表淋巴结无肿大，心、肺检查无异常发现，肝肋下 1.5cm，轻度触痛，胆囊区轻压痛，无反跳痛，脾肋下未触及。血 WBC 7.6×10^9/L，N 60%，L 18%，E 20%，M 2%。B检查发现肝内胆管扩张，胆管壁增厚。疑为华支睾吸虫病，最常用于确诊的实验室检查是
A. 血清特异性抗原
B. 肝功能
C. 大便查华支睾吸虫虫卵
D. 血清特异性抗体
E. 腹部 CT 扫描

40. 关于囊尾蚴病的治疗，不正确的是
A. 囊尾蚴越多，杀虫药物剂量应该加大
B. 必须住院治疗
C. 眼内囊尾蚴不能用杀虫药物
D. 脑室囊尾蚴应该手术摘除
E. 脑囊尾蚴用杀虫药物之前先用甘露醇脱水

四、简答题

1. 简述乙肝的传播途径。

2. 简述流脑脑脊液的特点。

3. 试述中毒型细菌性痢疾的临床特点。

4. 简述肠阿米巴病的并发症。

参考答案

一、名词解释

1. 隐性感染　又称亚临床感染，是指病原体侵入人体后，仅引起机体产生特异性的免疫应答，不引起或只引起轻微的组织损伤，因而在临床上不显示任何症状和体征，甚至生化改变，只有通过免疫学检查才能发现。

2. 酶胆分离　重型肝炎患者的黄疸迅速加深，而转氨酶正常或仅轻度升高，称为酶胆分离，表示肝细胞大量坏死，病情严重。

3. 高血容量综合征　多发生于肾综合征出血热的少尿期，潴留在体内的液体大量回吸收，从而引起血容量明显增多。患者出现烦躁不安、头痛、心慌、颈静脉怒张、血压升高、脉压加大、全身水肿、肺底部细湿啰音。严重者可诱发心功能不全、肺水肿和脑水肿。

4. 瑞特综合征　指肠道细菌（主要是志贺菌属）感染后出现的关节炎、尿道炎和结膜炎三联征。

5. 赫氏反应　指钩端螺旋体病患者在首剂青霉素 G 治疗后，因螺旋体大量裂解释放毒素引起的病情加重反应。即在首剂青霉素 G 治疗后 2～4h（1/4～6h），患者突然出现寒战、高热（持续 1/2～2h），继之大汗、热退，可伴血压下降或休克。部分患者因此病情加重，诱发肺弥漫性出血。青霉素是杀菌剂，钩端螺旋体对它很敏感。为了减少赫氏反应，宜采用开始小剂量与分次给药方案，如青霉素 G 首剂减为 3 万 U～5 万 U 肌内注射，4 小时后再给 5 万 U，再隔 4h 开始给予 20 万 U～40 万 U 肌内注射，每 8h 一次。一旦发生赫氏反应，应立即输液，及早给予异丙嗪、氯丙嗪或氢化可的松，并给予物理降温。

二、填空题

1. 三　39　鼠疫　霍乱　传染性非典型肺炎　肺炭疽　脊髓灰质炎

2. 支气管肺炎　心肌炎　肝炎　喉炎　中耳炎　脑炎

3. 外毒素　呼吸道感染　接种白喉类毒素

4. 单股 RNA 病毒　母婴传播　性传播　经血及血制品传播

5. 发热　血小板减少　白细胞减少　多器官功能不全

6. 肠出血　肠穿孔

7. 滋养体　包囊

8. 高热　皮疹　中枢神经系统症状

9. 寒战　高热　大汗

10. 吡喹酮

三、选择题

1. C　2. E　3. C　4. C　5. A　6. E　7. D　8. C　9. D　10. C　11. C　12. B

13. C 14. A 15. D 16. A 17. D 18. E 19. C 20. D 21. B 22. D 23. B
24. D 25. A 26. C 27. E 28. C 29. C 30. D 31. E 32. A 33. B 34. C
35. B 36. D 37. E 38. C 39. C 40. A

四、简答题

1. 乙肝的传播途径有：①围生期母婴传播。②医源性传播：包括经血传播、经被污染的医疗器械传播、医务人员与患者之间的传播。③性传播和密切接触传播。

2. 流脑的脑脊液的特点为：颅内压增高，脑脊液外观无色透明，白细胞计数多在(50～500)$\times 10^6$/L，分类早期多核细胞增多，2～3 天后则为单核细胞增多，蛋白质轻度升高，糖及氯化物基本正常。少数病例初起时脑脊液检查可正常。

3. 中毒型细菌性痢疾的临床特点为：①2～7 岁儿童多见。②起病急骤，突然畏寒、高热，出现严重的毒血症症状，可迅速出现（常于 24 小时内）循环衰竭和（或）中毒性脑病的临床表现。③消化道症状多不明显，病初可无腹痛、腹泻，可于发病数小时后出现腹泻及痢疾样大便。④按其临床表现不同分为 3 型：A. 休克型（周围循环衰竭型），感染性休克为主要表现，可出现面色苍白、皮肤花斑、肢端厥冷及发绀、脉博细数，血压下降，可伴有少尿及轻重不等的意识障碍。此型较为多见。B. 脑型（呼吸衰竭型），以中枢神经系统症状为其主要临床表现。出现脑水肿及颅内压升高的临床表现，表现为烦躁不安、呕吐、惊厥、昏迷，严重者可发生脑疝，出现中枢性呼吸衰竭及瞳孔变化。C. 混合型，同时具有以上两型的临床表现，病情最为凶险，病死率极高。

4. 肠阿米巴病的并发症主要有：肠道并发症，包括肠出血、肠穿孔；肠外并发症，包括阿米巴肝脓肿、肺脓肿和脑脓肿等。

试卷二

测试题

一、名词解释

1. 再燃　　　　2. 肝性脑病

二、填空题

1. 常见的热型有________、________、________、________和____________。

2. 典型麻疹的主要临床表现包括__________、__________、__________、__________和__________。

3. 外毒素经甲醛处理后脱毒而保留抗原性的物质为________。

4. HIV 感染后的临床三期是指________、________和________。

5. 发热伴血小板减少综合征的病原是__________________，目前认为可能的动物宿主包括______、______、______、______。

6. 引起副伤寒的病原菌有____________、____________、____________杆菌。

7. 弓形虫病的传播途径有______、______、______、________。

8. 立克次体的生物学特性介于______和__________之间。

9. 疟原虫有两个宿主，__________为终末宿主，__________为中间宿主。

10. 血吸虫唯一的中间宿主是________。

三、选择题

1. 传染病的基本特征是
   A. 具有病原体、传染性、季节性、地区性
   B. 具有病原体、传染性、流行病特征，感染后免疫
   C. 具有病原体、传染性、流行性、地区性
   D. 具有病原体、传染性、流行性、病程阶段性
   E. 具有潜伏期、前驱期、症状明显期、恢复期
2. 患者，女，43 岁，市场家禽摊贩。因发热 3 天于 2006 年 4 月 8 日就诊。4 天来发热，伴全身肌肉酸痛、纳差，咳嗽，咳少量白色黏痰，1 天前给予青霉素治疗，无效。查体：体温 39.2℃，呼吸 27 次/分，肺部可闻及少量湿啰音。血 WBC 4.9×10^9/L，L 80%。X 线胸片检查示右肺渗出影。最可能的诊断是
   A. 流感病毒性肺炎
   B. 流感继发细菌性肺炎
   C. 人感染禽流感
   D. 军团菌肺炎
   E. 衣原体肺炎
3. 患者，男，21 岁，3 天来发热，最高体温 39.5℃，伴左侧耳垂为中心的肿痛，进食酸性食物时疼痛加重。查体：左侧面颊以耳垂为中心肿大，边界不清，表面皮肤无红、热。血 WBC 5.9×10^9/L，L 63%。最可能的诊断为
   A. 化脓性腮腺炎
   B. 流行性腮腺炎
   C. 传染性单核细胞增多症
   D. 牙周脓肿
   E. 腮腺管口阻塞
4. 患者，男，3 岁。因急起高热、呕吐、嗜睡伴频繁抽搐 3 天于 7 月 29 日入院。查体：嗜睡，颈抵抗(+)，心、肺正常，巴宾斯基征阳性。血 WBC 17.5×10^9/L，N 84%。脑脊液糖 3.9mmol/L，氯化物 112mmol/L，蛋白质 0.55g/L。最可能的诊断为
   A. 流行性脑脊髓膜炎
   B. 结核性脑膜炎
   C. 中毒型细菌性痢疾
   D. 流行性乙型脑炎
   E. 脑型痢疾
5. 患者，男，20 岁。发热 5 天，体温 37.8℃，曾有咽痛。伴腹泻 2 天，水样便，3～5 次/天。查体：颈后淋巴结肿大，软腭可见出血点，腹部超声检查提示脾增大。血 WBC 11×10^9/L，L60%，异型淋巴细胞 10%，ALT 116 IU/L，尿常规未见异常。最可能的诊断是
   A. 急性肠炎
   B. 病毒性肝炎
   C. 肾综合征出血热
   D. 血液病
   E. 传染性单核细胞增多症
6. 并殖吸虫病的传播途径是
   A. 接触传播
   B. 呼吸道传播
   C. 消化道传播
   D. 垂直传播
   E. 虫媒传播
7. 关于霍乱，下列哪项**不正确**
   A. 患者常存在水、电解质紊乱和代谢性酸中毒
   B. 患者出现剧烈腹泻，多无腹痛和里急后重

C. 大便性质为清水样或米泔水样
D. 常出现循环衰竭
E. 治疗以抗菌药物为主，补液为辅

8. 患者，男，47岁，牧羊人，每年自行接羔保羔。因间断发热30天入院。30天前开始发热、多汗、全身不适，伴游走性关节痛，按感冒给予对症治疗后热退，症状好转。近10天再次出现发热，症状较前次加重。查体：体温38.5℃，心率88次/分，肝肋下1.5cm，脾肋下2cm，胸、腹部未见皮疹。血WBC $4.4\times10^9/L$，N 56%。ALT 150 U/L，AST 120U/L。尿常规、大便常规未见异常。最可能的诊断是
A. 上呼吸道感染
B. 布鲁菌病
C. 发热待查
D. 肝炎病因待查
E. 自身免疫性疾病

9. 关于甲肝的流行病学，下列哪项**不正确**
A. 传染源主要是患者和隐性感染者
B. 粪-口传播是主要的传播途径
C. 目前尚未发现甲肝慢性携带者
D. 6个月以下婴儿因来自母亲抗体很少患病
E. 孕妇患急性甲肝容易传染给胎儿

10. 确诊脊髓灰质炎，除病毒分离外还可依据
A. 脑脊液白细胞增多
B. 脑脊液蛋白质降低
C. 脑脊液蛋白质升高
D. 脑脊液中糖和氯化物降低
E. 血清特异性抗体阳性

11. 患者，男，19岁，学生。因发热3天于2009年11月6日就诊。3天前出现发热，最高体温38.8℃，伴头痛、全身肌肉酸痛、乏力，伴咳嗽，少量白痰，胸痛。服阿莫西林3天，无效。3位同班同学有相同症状。查体：肺部可闻及少许湿啰音。血WBC $3.7\times10^9/L$，N 67%，L 33%。X线胸片：左下肺有少许片状阴影。患者呼吸道标本甲型流感病毒H抗原检测阳性，病毒核酸结果未回。目前处理**不正确**的是
A. 立即给予奥司他韦抗病毒
B. 及时填写传染病报告卡，并向防疫机构报告
C. 立即使用糖皮质激素
D. 按呼吸道传染病隔离观察和治疗
E. 每1～2天复查X线胸片

12. 患者，男，22岁，因发热6天，伴皮疹2天于12月17日来诊。6天前无诱因发热，最高体温达39.8℃，伴畏寒，无寒战，伴流涕、干咳、流泪增多。腹泻2次/天。自服退热药，体温可稍降。2天前发现面部皮疹，无明显痒感。查体：结膜充血，面颈部和上胸部可见淡红色充血性斑丘疹，大小不等，压之退色，疹间皮肤正常，双侧颊黏膜均可见小片状白色膜状物，双肺未闻及明显干、湿啰音，心律齐。血WBC $6.1\times10^9/L$，N 44%，L 46%。最可能的诊断是
A. 风疹
B. 麻疹
C. 猩红热
D. 药物疹
E. 肠道病毒感染

13. 患者，男，38岁，农民，因双下肢疼痛4个月，出现乳白色尿液2个月入院。4个月前患者反复出现双下肢腹股沟淋巴结肿痛，局部皮肤出现弥漫性红肿，有压痛及灼热感，并间断出现发热，最高体温

38.5℃。2个月前出现乳白色尿液。有蚊虫叮咬史。应进一步行下列哪项检查以明确诊断
A. 血培养
B. 血涂片查疟原虫
C. 血涂片微丝蚴检查
D. 血涂片查白细胞分类
E. 血涂片查异型淋巴细胞

14. 有关水痘的治疗，说法错误的是
A. 水痘患者应隔离至全部疱疹结痂为止
B. 发热期需卧床休息
C. 继发细菌感染时应尽早使用抗菌药物
D. 合并脑炎出现脑水肿时应脱水治疗
E. 水痘患者需早期使用糖皮质激素进行治疗

15. 不属于肾综合征出血热传播途径的是
A. 呼吸道
B. 消化道
C. 垂直传播
D. 虫媒传播
E. 输血、注射途径传播

16. 登革热的传播途径是
A. 白蛉叮咬
B. 跳蚤叮咬
C. 体虱叮咬
D. 螨虫叮咬
E. 伊蚊叮咬

17. 患者，男，38岁，因发热2天就诊。2天来无诱因发热，最高体温38.5℃，伴头痛、咽痛、乏力、轻咳，无痰。全身出现少量散在斑丘疹，不痒。5年来患者有多个异性性伙伴，1个月来发生过多次同性性行为。查体：双颌下淋巴结肿大，最大直径1.0cm，轻压痛，咽部轻微红肿，未见其他异常。血WBC 4.5×10^9/L，N 74%，L 26%，PLT 95×10^9/L。最可能的诊断是
A. 上呼吸道感染
B. 急性HIV感染
C. 甲型H1N1流感
D. 坏死性淋巴结炎
E. 传染性单核细胞增多症

18. 人患狂犬病的预后是
A. 重症病死率很高，轻症预后良好
B. 多数患者留有后遗症，少数患者可痊愈
C. 患者多于3～5日内因呼吸、循环衰竭等而死亡
D. 通过积极抢救后，大多数患者能痊愈
E. 病程迁延不愈，病死率极高

19. 患者，女，28岁，因发热、咳嗽5天，加重伴喘憋1天于2003年3月18日入院。查体：体温40.2℃，心率130次/分，呼吸30次/分，血压120/80mmHg，SPO_2 89%，双肺未闻及干、湿啰音。血WBC 1.0×10^9/L，N 80%。胸部CT检查：双肺野可见磨玻璃状影。以下治疗欠妥的是
A. 应用糖皮质激素治疗
B. 采用无创呼吸机支持
C. 使用抗生素治疗
D. 心电血氧监护
E. 使用退热剂，支持治疗

20. 患者，男，45岁。因发热、腹泻2天就诊。查体：T 38.3℃，P 100次/分，BP 90/68mmHg。腹软，下腹轻度压痛。血WBC 6.2×10^9/L，Hb 110g/L，PLT 122×10^9/L。水样大便，大便中WBC 2个/高倍视野。最可能的诊断是
A. 败血症

B. 食物中毒
C. 细菌性痢疾
D. 病毒性腹泻
E. 阑尾炎

21. 患者，男，28 岁，反复癫痫发作 3 个月，记忆力减退，大便中有时有“寸白虫”，有时食生肉。查体：颈无抵抗，心、肺未见异常。该患者癫痫的原因最可能是
A. 肠绦虫病
B. 脑囊尾蚴病
C. 原发癫痫
D. 脑肿瘤
E. 不能确定

22. 患儿，男，2 岁 6 个月，因发热 2 天来诊。2 天前患者出现发热，最高体温 38.5℃，伴精神差及食欲不佳。查体：手足部位可见斑丘疹、疱疹，疱疹周围可有炎性红晕，口腔见少量溃疡，心、肺、腹未见异常，神经系统检查无异常。血 WBC $10.5\times10^9/L$，N 60%，L 40%。最可能的诊断是
A. 手足口病
B. 中东呼吸综合征
C. 水痘
D. 带状疱疹
E. 风疹

23. 鼠疫是我国法定哪一类传染病
A. 甲类
B. 乙类
C. 丙类
D. 丁类
E. 不属于任何一类

24. 患者，男，45 岁，牧民。主因发热、肌肉、关节痛 2 天入院。发病前 3 天曾屠宰一头患病的牛。查体：T 38.2℃，P 102 次/分，R 18 次/分，BP 130/85mmHg。神志清，左手背部可见一大小约 10mm×15mm 皮肤破损，略痒，疼痛不明显，周围组织肿胀，左腋淋巴结肿大。心率 102 次/分，节律齐，各瓣膜听诊区未闻及杂音。双肺呼吸音清晰，未闻及干、湿啰音。肝、脾不增大。血常规：WBC $15\times10^9/L$，N 84%。最可能的诊断是
A. 破伤风
B. 炭疽
C. 布鲁菌病
D. 鼠疫
E. 金黄色葡萄球菌感染

25. 不符合伤寒患者解除隔离条件的是
A. 临床症状完全消失
B. 体温恢复正常 15 天
C. 连续两次大便培养阴性
D. 肥达反应所有指标转阴
E. 血培养转阴

26. 某年夏天某小学 48 名学生相继出现剧烈呕吐、上腹部剧烈疼痛、腹泻等症状，少数患者有低热。调查得知发病学生在当天中午均吃过学校供应的课间餐（外购的奶油蛋糕），未吃该食物的学生未发病。患者发病的潜伏期最短为 1 小时，最长为 6 小时。患者最可能的诊断是
A. 伤寒
B. 霍乱
C. 细菌性食物中毒
D. 细菌性痢疾
E. 病毒性腹泻

27. 棘球蚴病的主要传染源是
A. 羊
B. 人
C. 狗
D. 猪
E. 牛

28. 肠阿米巴病最常见的肠外并发症是
A. 肺脓肿
B. 肝脓肿

C. 脑脓肿
D. 心包积液
E. 胸腔积液

29. 百日咳患者的典型血常规改变是
A. 白细胞总数升高，中性粒细胞升高
B. 白细胞总数升高，淋巴细胞增高
C. 白细胞总数降低，中性粒细胞降低
D. 白细胞总数降低，淋巴细胞降低
E. 白细胞总数升高，嗜酸性粒细胞升高

30. 猩红热出疹的特点是
A. 自耳后、颈部沿发际边缘出疹，渐及躯干、四肢，3 日出齐
B. 自面部出疹，渐及躯干、四肢，1 日内遍及全身
C. 红色斑丘疹，颈及躯干部多见，1 日内出齐，次日消退
D. 皮疹见于颈、胸、腹部，1 日内遍及全身，呈弥漫鲜红色
E. 皮疹见于面部、躯干及四肢，形态多样

31. 流脑的主要传播途径是
A. 生活密切接触
B. 蚊虫叮咬
C. 呼吸道
D. 输血或血液制品
E. 消化道

32. 下列属于立克次体病的疾病是
A. 麻疹
B. 伤寒
C. Q 热
D. 森林脑炎
E. 螺旋体病

33. 地方性斑疹伤寒的传染源主要是
A. 地方性斑疹伤寒患者
B. 病原携带者
C. 跳蚤
D. 牛
E. 家鼠

34. 患者，男，36 岁。4 天前突起高热，伴剧烈头痛及肌肉疼痛。查体：T 41℃，P 116 次/分，BP 120/80mmHg，背部可见一痂皮，周围红晕，腋淋巴结可触及，心、肺未见明显异常，腹软，肝、脾未及。血 WBC 3.8×10^9/L，PCT 正常。最有助于诊断的检查是
A. 血培养
B. 肥达反应
C. 外斐反应
D. 头颅 CT
E. 皮肤活检

35. 患者，男，38 岁。因发热、头痛 2 天就诊。2 天来持续性高热，最高达 39.9℃，伴明显头痛，无明显恶心或呕吐，伴全身不适、乏力、肌肉酸痛，给予对症治疗无效。患者为公司职员，经常野外旅行。病前 1 周曾到林地旅行，被蜱虫叮咬过。查体：表情淡漠，浅表淋巴结轻度肿大。血 WBC 2.5×10^9/L，N 55%，L 45%，PLT 27×10^9/L。对此患者首选治疗药物是
A. 多西环素
B. 氯霉素
C. 克林霉素
D. 复方新诺明
E. 伏立康唑

36. 患者，男，40 岁，南方农民，因发热伴头痛 5 天，加重 2 天入院。病程中最高体温 39.6℃，全身疼痛明显。病前 2 周参加收割水稻。查体：嗜睡，颈抵抗阳性，凯尔尼格征阳性。血 WBC 12×10^9/L，N 76%。脑脊液压力 220mm H_2O，有核细胞 200×10^6/L，单核细胞

90%，蛋白质轻度升高，糖稍下降，氯化物正常。最可能的诊断是
A. 病毒性脑膜脑炎
B. 结核性脑膜脑炎
C. 钩端螺旋体病（脑膜脑炎型）
D. 化脓性脑膜炎
E. 隐球菌性脑膜炎

37. 患者，男，40岁，四川林区工作人员。因皮疹3天于6月16日来诊。3天前患者发现腹部有一红色皮疹，后渐向周围扩散，变大变硬，又痛又痒，有灼热感，伴乏力、头痛、低热。查体：颈稍有抵抗。血白细胞正常。该患者最可能的诊断为
A. 恙虫病
B. 莱姆病
C. 风湿病
D. 病毒性脑炎
E. 病毒性脑膜脑炎

38. 患者，女，45岁，甘肃陇南人，因发热1个月余于6月2日就诊。1月余来间断发热，热型不规则，体温38.5～39.2℃，无寒战，热退时无大汗，先后使用青霉素、头孢曲松等治疗无效。查体：面色苍白，消瘦，颌下、腋下淋巴结肿大，脾肋下6cm，质软，肝肋下1cm，质软。血WBC 2.5×10^9/L，Hb 85g/L，PLT 60×10^9/L，血涂片查菌阴性，骨髓涂片发现利杜体。最可能的诊断是
A. 再生障碍性贫血
B. 恶性组织细胞增多症
C. 疟疾
D. 黑热病
E. 布鲁菌病

39. 患者，男，42岁，广西人，喜食鱼生和虾生。近年常感肝区不适，间有右上腹隐痛。1周前体检发现丙氨酸转氨酶升高，B超检查示肝内胆管轻度扩张，管壁增厚，回声增强，未见胆管结石或其他占位病变。血嗜酸性粒细胞增加。最可能的诊断是
A. 胆道蛔虫病
B. 猪囊尾蚴病
C. 华支睾吸虫病
D. 慢性血吸虫病
E. 原发性肝癌

40. 患者，女，54岁。反复大便中排白色节片2年。查体：颈软，心、肺未发现异常，腹软，无压痛，反跳痛。最可能的诊断是
A. 肠绦虫病
B. 肠囊尾蚴病
C. 蛔虫症
D. 鞭虫症
E. 慢性肠炎

四、简答题

1. 简述病毒性肝炎应与哪些疾病相鉴别。
2. 简述流行性乙型脑炎的诊断要点。
3. 简述中毒型细菌性痢疾与流行性乙型脑炎的鉴别诊断要点。
4. 简述阿米巴肝脓肿的临床表现。

参考答案

一、名词解释

1. 再燃　有些传染病患者进入恢复期后，体温未稳定下降至正常，又再发热时，称为

再燃。

2. 肝性脑病　由于肝功能严重损害而导致中枢神经系统功能障碍，出现意识障碍、扑翼样震颤、昏睡甚至昏迷等临床表现。

3. 肾综合征出血热　又称流行性出血热，是由汉坦病毒引起的自然疫源性疾病。临床上以短期发热、出血和急性肾衰竭为主要表现。典型病例有“三大主症”和五期经过。

4. 里急后重　即由于直肠的炎症，出现肛门坠胀感，感觉排便未净或排便频繁，但每次排便量甚少，且排便后未感觉轻松。

二、填空题

1. 稽留热　弛张热　间歇热　回归热　马鞍热
2. 发热　上呼吸道症状　眼结膜炎　皮肤斑丘疹　科氏斑
3. 类毒素
4. 急性期　无症状期　艾滋病期
5. 新型布尼亚病毒　羊　牛　犬　猪
6. 副伤寒甲　副伤寒乙　副伤寒丙
7. 垂直传播　消化道传播　经破损的皮肤及黏膜传播　经输血或器官移植传播
8. 细菌　病毒
9. 蚊　人
10. 钉螺

三、选择题

1. B　2. C　3. B　4. D　5. E　6. C　7. E　8. B　9. E　10. E　11. C　12. B　13. C　14. E　15. E　16. E　17. B　18. C　19. C　20. D　21. B　22. A　23. A　24. B　25. D　26. C　27. C　28. B　29. B　30. D　31. C　32. C　33. E　34. C　35. A　36. C　37. B　38. D　39. C　40. A

四、简答题

1. 病毒性肝炎主要应与以下疾病相鉴别：中毒性肝炎、肝外梗阻性黄疸、其他感染所致肝炎、药物性肝炎、酒精性肝病、脂肪肝、自身免疫性肝病和遗传代谢性肝病。

2. 流行性乙型脑炎的诊断要点：①流行病学资料：有夏秋季发病的明显的季节性，所在地为疫区或近一个月内去过疫区，有蚊叮咬史。②临床表现：起病急，高热、剧烈头痛、神志障碍，甚至发生昏迷、抽搐及呼吸衰竭。③实验室检查：血白细胞轻度升高，初期以中性粒细胞升高为主，随后以淋巴细胞为主。脑脊液检查颅内压升高，呈无菌性脑膜炎变化。确诊需检测血清乙脑特异性 IgM 抗体阳性。

3. 中毒型细菌性痢疾与流行性乙型脑炎的鉴别诊断要点：①中毒型细菌性痢疾起病较乙脑更急，常在发病 24 小时内即出现高热、抽搐、昏迷，乙脑病情进展相对缓慢。②中毒型细菌性痢疾常伴有循环衰竭（中毒性休克），乙脑休克极少见，而意识障碍及脑膜刺激征明显。③中毒型细菌性痢疾一般无脑膜刺激征，脑脊液检查多正常，而乙脑脑脊液检查有异常变化（符合病毒性脑炎改变）。④中毒型细菌性痢疾患者肛拭子或生理盐水灌肠取大便镜检，可见多数白细胞及（或）脓细胞及红细胞，而乙脑患者乙脑特异性 IgM

抗体阳性。

4. 阿米巴肝脓肿的临床表现：起病缓慢，发热呈间歇型或弛张型。消化道症状及突出的肝区疼痛症状。部分患者右下胸或上腹饱满或扪及肿块，肝区叩击痛。其临床表现的轻重与脓肿位置和大小及有否感染有关。当脓肿向肝部发展时，刺激右侧膈肌，疼痛向右肩放射；如压迫右肺下部可有右侧胸膜炎或胸腔积液，并易向心包腔或腹腔穿破等。